Own your Period

好朋友，不麻烦

掌控你的经期

[英] 切拉·昆特 [巴西] 吉奥瓦纳·梅代罗斯 著 周悟拿 译

CNS K 湖南科学技术出版社·长沙

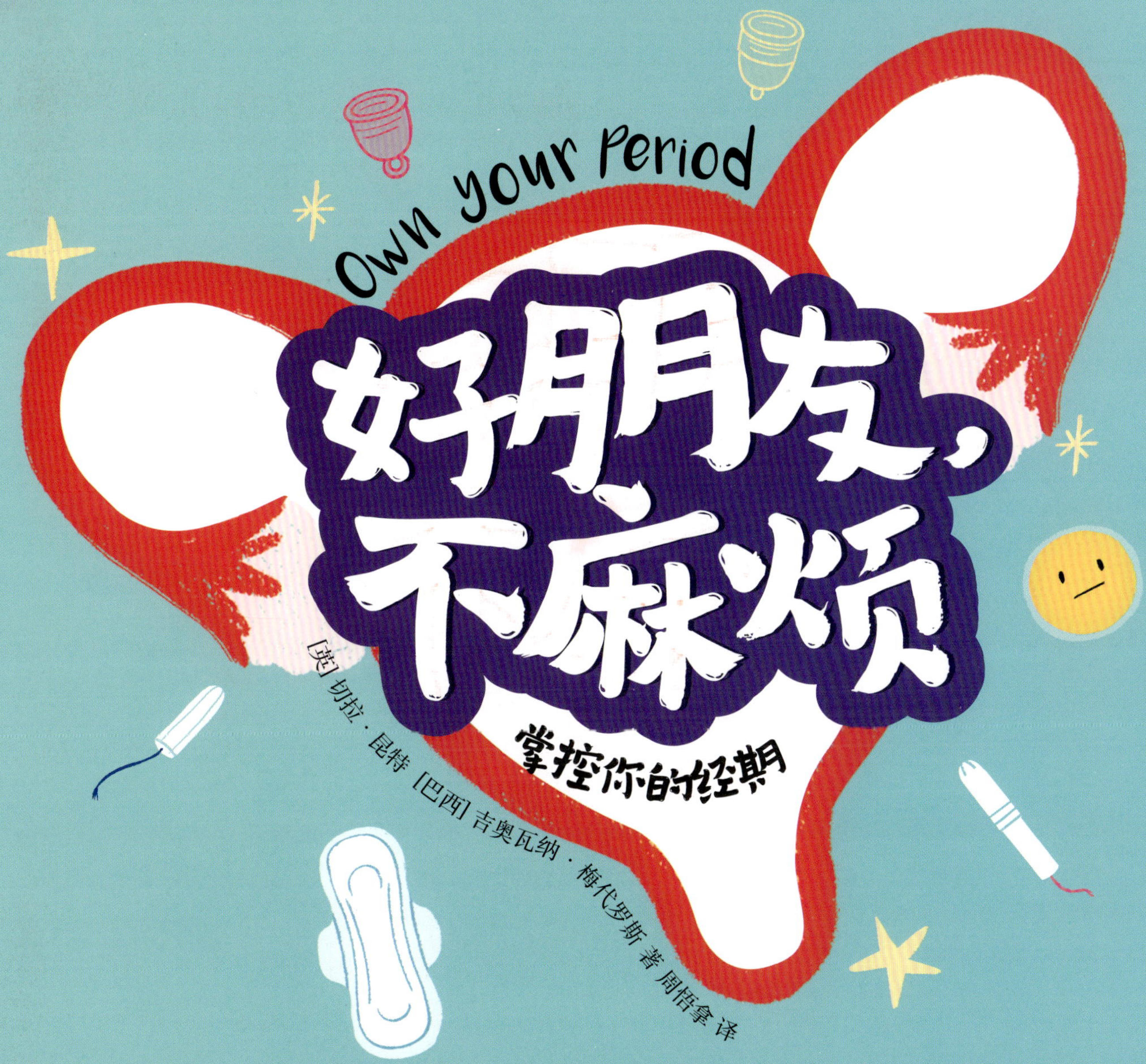

图书在版编目（CIP）数据

好朋友，不麻烦：掌控你的经期 /（英）切拉·昆特，（巴西）吉奥瓦纳·梅代罗斯著；周悟拿译. —— 长沙：湖南科学技术出版社，2025.3. —— ISBN 978-7-5710-2998-2

Ⅰ. R711.51

中国国家版本馆 CIP 数据核字第 202443PC70 号

Originally published in 2021 by Quarto Publishing p/c
Text © 2021 Chella Quint
Illustration: Giovana Medeiros
Simplified Chinese rights arranged through CA-LINK International LLC

本书中文简体版权归属于湖南科学技术出版社有限责任公司
著作权合同登记号：18-2024-089

好朋友，不麻烦：掌控你的经期
HAO PENGYOU, BU MAFAN: ZHANGKONG NI DE JINGQI

著　　者：	［英］切拉·昆特　［巴西］吉奥瓦纳·梅代罗斯
译　　者：	周悟拿
出 版 人：	潘晓山
责任编辑：	谢俊木子　谷雨芹
出版发行：	湖南科学技术出版社
社　　址：	长沙市芙蓉中路一段 416 号泊富国际金融中心
网　　址：	http://www.hnstp.com
印　　刷：	北京华联印刷有限公司
	（印装质量问题请直接与本厂联系）
厂　　址：	北京市经济技术开发区东环北路 3 号
邮　　编：	100176
版　　次：	2025 年 3 月第 1 版
印　　次：	2025 年 3 月第 1 次印刷
开　　本：	880 mm×1230 mm　1/16
印　　张：	6
字　　数：	111 千字
书　　号：	ISBN 978-7-5710-2998-2
定　　价：	78.00 元

（版权所有·翻印必究）

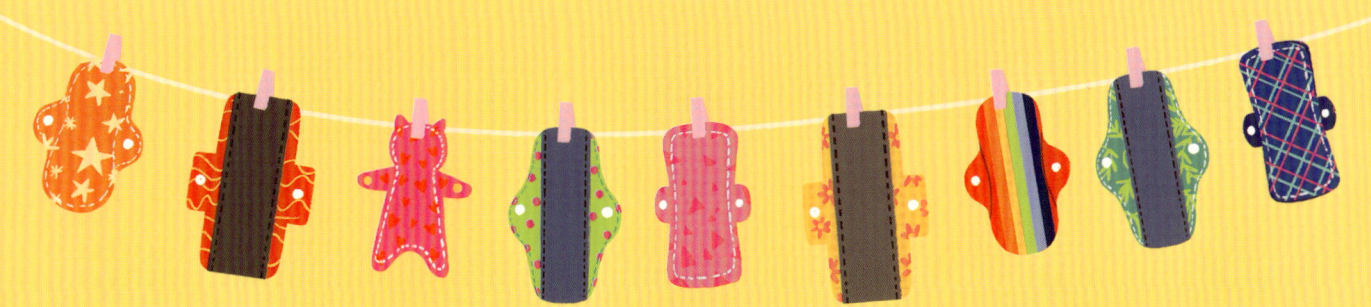

序 言

亲爱的妹妹们：

你们好！翻开这本书的第一页，我想先给你们一个温暖的拥抱，感谢你们愿意阅读这本关于月经的图书。这是一本非常特别的书，它将陪伴你们走过青春期，帮助你们了解自己的身体，学会如何爱护自己。

在我小时候，了解自己的身体是通过《十万个为什么》这样的科普图书，而关于月经的知识则更多是通过同学之间的口口相传。那时我们不仅对月经的话题讳莫如深，更缺乏系统的、专业的知识传递。其实，月经是正常的女性生理现象，也是女性身体健康的重要标志。然而，在我们国家，现在仍有许多女性面临着"月经困境"，她们不知道月经从何而来，不知道如何使用卫生巾，也不知道月经和身体之间的关系，甚至很多偏远地区的女孩们连卫生巾都用不上，等等。

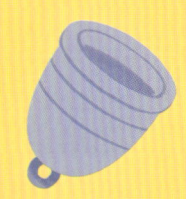

正因为如此，我们"予她同行"团队作为国内最早专注月经公益的组织，开展了诸多项目来帮助女性。在"月经安心行动"中，我们捐助卫生巾给需要的女孩们，教会她们注意经期卫生，她们中有人给我们写信，说非常感谢我们送的"礼物"，这样她们再也不用担心纸从屁股里掉出来；"姐妹战疫安心行动"为疫情或是灾区一线女性医护人员提供生理用品捐赠；"卫生巾互助盒"在年轻女性群体中倡导互帮互助，让女性可以在公共空间中应急获取卫生巾；"予她同行女性当代艺术展"通过女性艺术家的作品，唤起社会对女性问题的关注。我希望伴随着"girls help girls"的口号，这些活动可以真正做到团结起女性力量，加强女性互助。

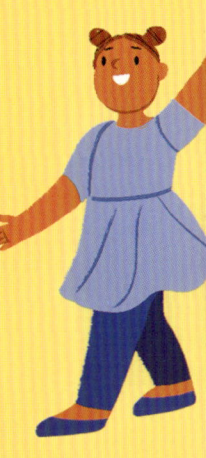

《好朋友，不麻烦》不仅仅是一本关于月经的科普书，更是你们的成长伙伴。作者切拉就像一位亲切的大姐姐，以她丰富的知识和幽默的笔触，将

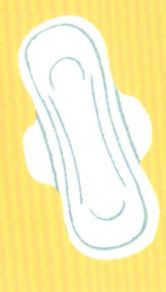

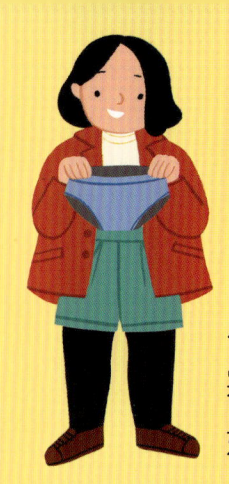
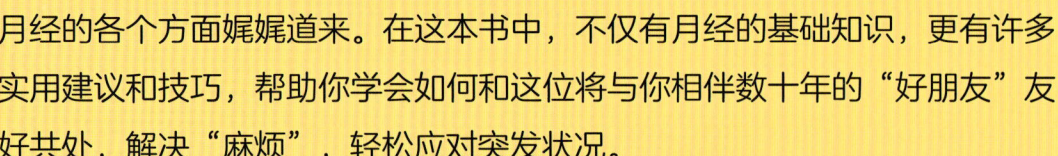

月经的各个方面娓娓道来。在这本书中，不仅有月经的基础知识，更有许多实用建议和技巧，帮助你学会如何和这位将与你相伴数十年的"好朋友"友好共处，解决"麻烦"，轻松应对突发状况。

切拉在书中写道："月经是我们成长的一部分，它让我们更了解自己的身体，帮助我们学会如何照顾自己。"这句话让我深有感触。月经的到来，标志着我们从女孩变成顶天立地的女人，这是成长的重要一步。无论是身体上的变化，还是情绪上的波动，都是我们逐渐走向成熟的过程。月经不是一个需要隐藏的秘密，而是每一个女孩都会经历的自然过程。因此，不必觉得羞耻，也不必觉得讨厌，这本书会带领你以积极、开放的心态迎接月经，学会自信地谈论它、管理它。

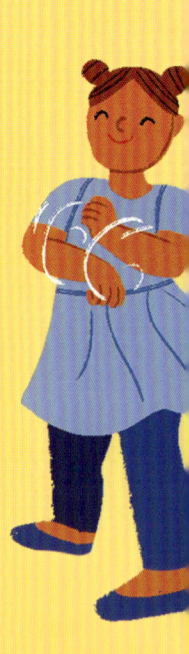

作为一个曾经的小女孩，如今的我依然记得第一次来月经时的忐忑和疑惑。当时，我多么希望有一本像《好朋友，不麻烦》这样的书，能为我解答那些不知从何了解的问题。现在，你们有了这样的幸运，可以通过这本书，全面了解自己的身体，从容面对月经的到来。

在这里，我想对你们说一句也是我第一次来月经的时候我妈妈对我说的话："恭喜你们，长大了，月经是我们掌握自己人生的开始。"切拉在书中提到："了解自己的身体，是爱自己的第一步。"希望你们通过阅读这本书，能够学会爱护自己，学会与自己的身体和谐相处。

最后，还有一句话分享给大家："每一天都是新的开始，带着勇气和希望前行。"愿你们在成长的道路上，勇敢追寻自己的梦想，自信面对每一个挑战。让我们一起，拥抱成长，迎接未来，成为更好的自己。

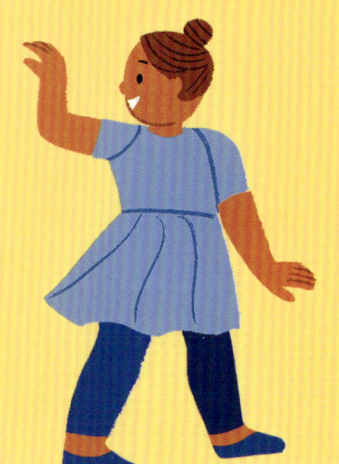

梁钰
上海市杨浦予她同行公益服务中心理事长

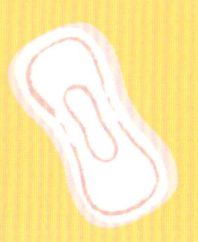
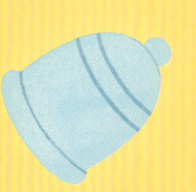

目 录

来自切拉的问候	4
这本书是为谁打造的?	6

基本知识　8

月经和青春期	10
"外阴"是什么意思?	12
身体的内部构造	16
月经和激素	18
月经的循环周期	20
月经的出现和消失	24
生孩子是怎么一回事?!	28
月经的相关数据	30

月经管理　32

经血看上去是什么样子?	34
来月经是什么感觉?	36
把自己的月经周期做成表格	40
关于分泌物,你需要了解什么?	44
如果月经让你感觉很痛苦	46
向他人求助	48
如何在经期保持健康	50

女性经期用品	54
可持续发展	64
你担心经期的血迹和异味吗?	66

积极面对月经　68

月经羞耻	70
打破蒙昧,战胜迷信	72
媒体传递的信息:让我们看看时间轴	78
走向未来!	81
选择经期用品时,做一个态度积极的消费者	82
我们谈论月经的方式	84
在学校时应该如何应对月经	86
把"积极面对月经"的口号分享出去	88
把握自己的月经自主权!	90
词汇表	92

你好呀！
请接收这份来自切拉的问候！

在我年龄还小的时候，就有人告诉我，我长大后的身体会发生一些变化。这让我感到非常焦虑。我心里充满了各种各样的疑问，但人们偏偏总对月经闭口不谈。我希望以后都不会再有人对此忧心忡忡，所以，我在上大学以后就选择了月经作为自己的研究方向！根据我的了解，如果人们可以知晓实际情况，发掘有趣的事实，那就不会在谈论月经的时候遮遮掩掩了。这可以让我们打开心扉，更加开放地对话。如果你想吐苦水也没问题，有疑问也可以大胆提出来。而且，你还可以和其他人分享自己了解到的知识。我想，这可以被称为一种"积极面对月经"的态度！

这本书能帮你对月经做好心理准备，大致知道这是怎么一回事，以及你接下来会有一些怎样的感觉。你还会学到的是，当其他人用消极的眼光看待月经，你又该如何反驳。也许现阶段的你并不需要对所有的事实都了如指掌，但随着年龄的增长，你可以随时回过头来阅读书中的某些部分。不论你什么时候有需要，《好朋友，不麻烦》都会始终陪伴在你的左右。

给你一个大大的拥抱，

切拉

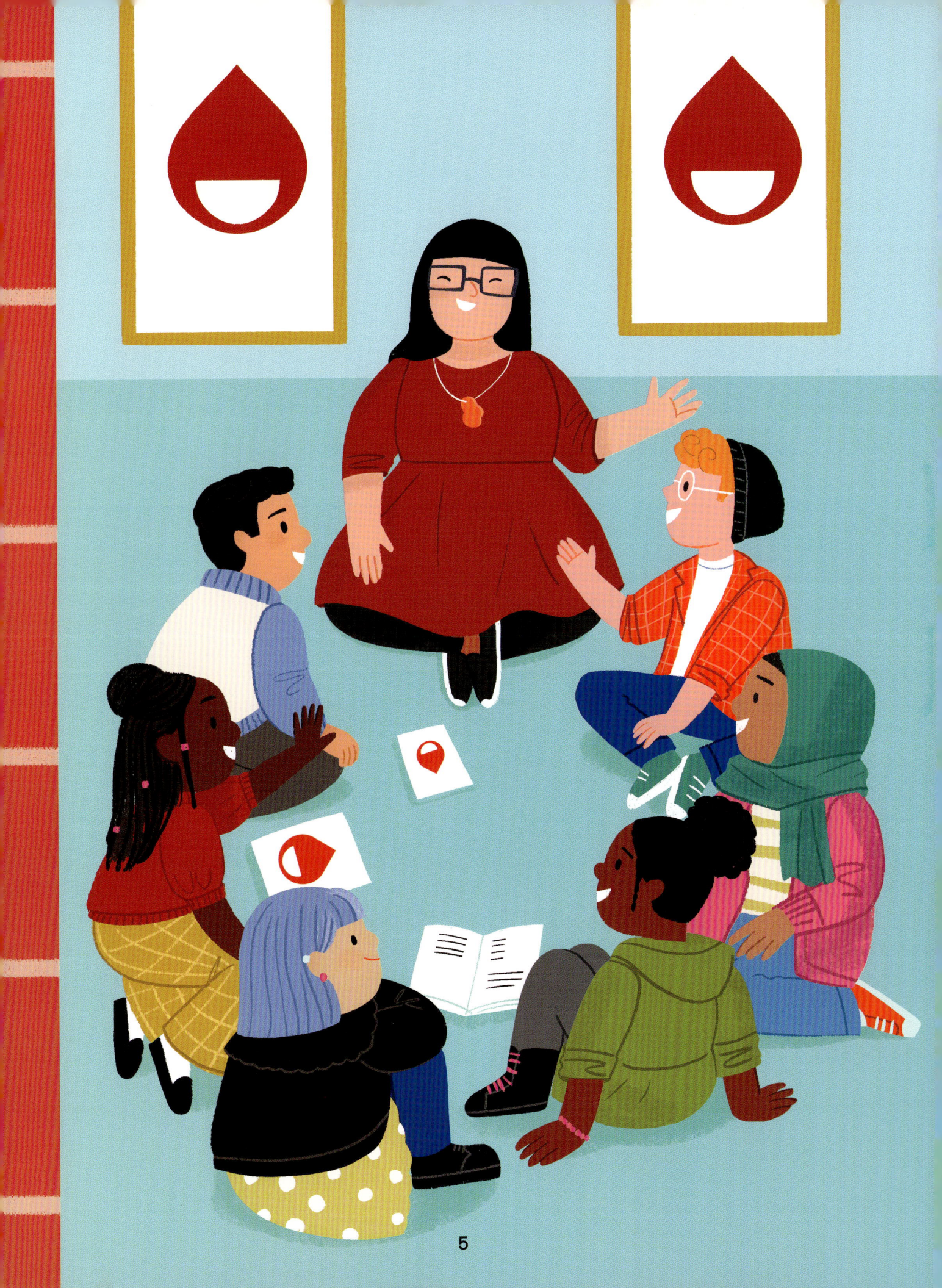

这本书是为谁打造的？

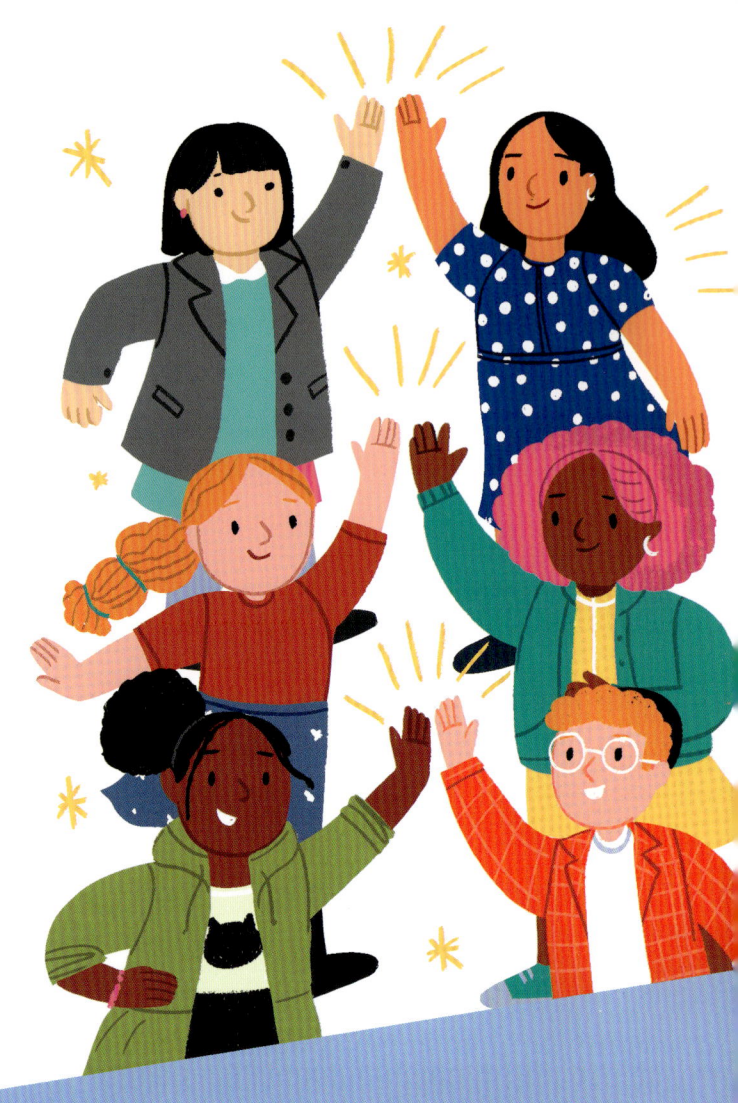

如果你很可能很快就会经历月经，或是最近刚刚初次来潮，那么这本书主要就是为你这样的读者而设计的。也正因此，整本书都采用了跟"你"对话的形式。所以，如果你真的就是书中的"你"，那么我要给你送上祝贺！你的身体将会迎接月经的到来，这是一件非常奇妙的事情。如果你能了解关于月经的一切，那简直太棒啦！毕竟，这是你自己的月经，这是属于你的时光！

但我并不是会来月经的人呀，那我还能读这本书吗？

当然啦！也许这本书主要针对那些会有月经经历的女性人群，但如果你不是其中一员，也大可不必放下这本书！月经其实是一件很有趣的事，我们也很有必要去了解其他人的经历，哪怕这不会对我们有什么直接的影响。但了解以后，你就有能力去支持你的朋友、家人和周围的人，努力改善现状。不管怎么样，我们每个人都是在子宫中慢慢长大的。所以，即使你自己没有子宫，你也曾在子宫里生活——如果你对子宫的运行原理感兴趣，那是再正常不过了！

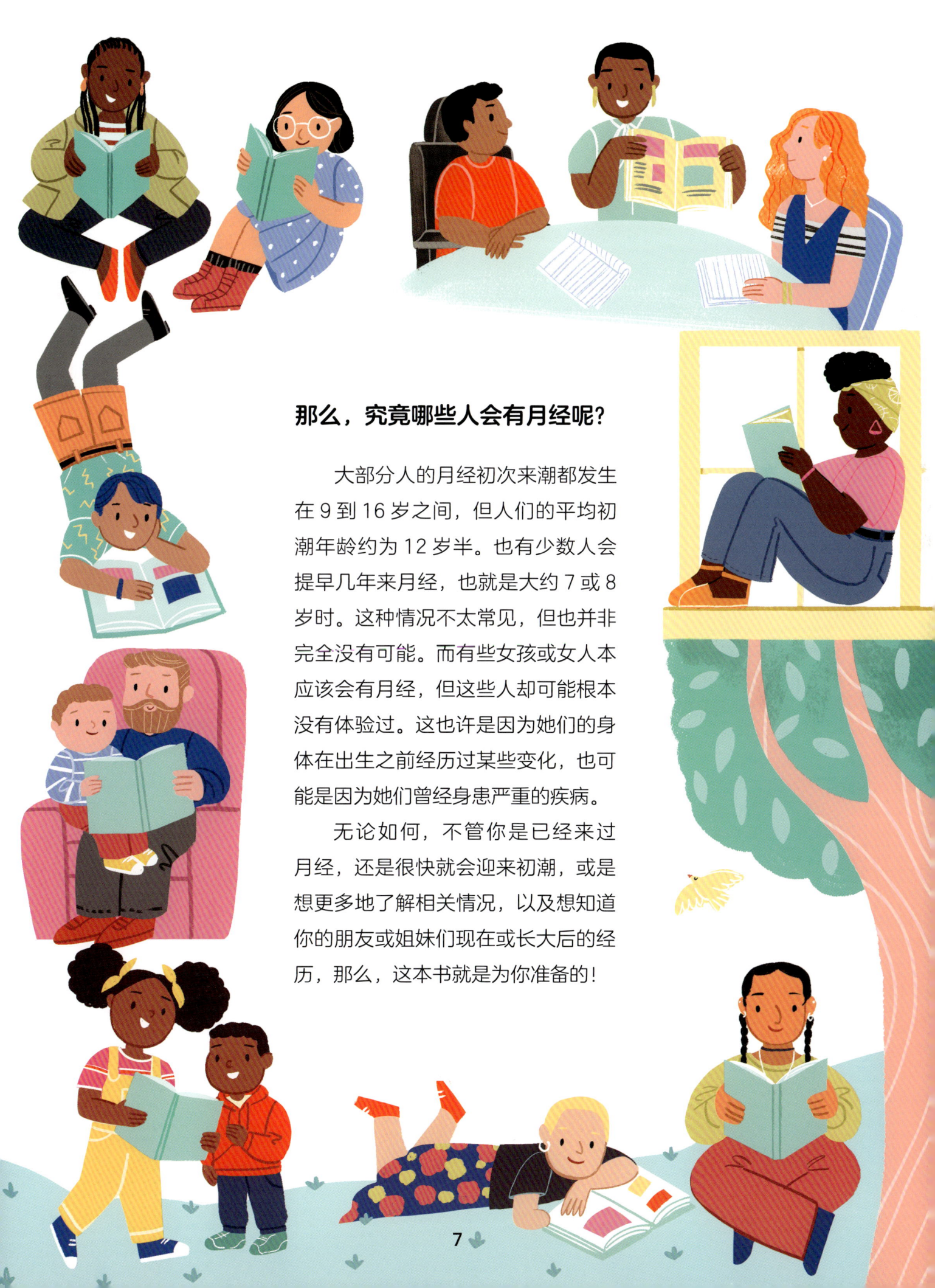

那么,究竟哪些人会有月经呢?

大部分人的月经初次来潮都发生在 9 到 16 岁之间,但人们的平均初潮年龄约为 12 岁半。也有少数人会提早几年来月经,也就是大约 7 或 8 岁时。这种情况不太常见,但也并非完全没有可能。而有些女孩或女人本应该会有月经,但这些人却可能根本没有体验过。这也许是因为她们的身体在出生之前经历过某些变化,也可能是因为她们曾经身患严重的疾病。

无论如何,不管你是已经来过月经,还是很快就会迎来初潮,或是想更多地了解相关情况,以及想知道你的朋友或姐妹们现在或长大后的经历,那么,这本书就是为你准备的!

基本知识

在研究月经的过程中，我曾经和很多孩子讨论过最好的教学方法是什么。他们告诉我，老师最好全部说得清清楚楚，一点儿也不要漏掉。所以，我照做了！如果我们要讨论月经，那就必然会用到一些你可能不那么熟悉的词汇。如果你能了解一些科学背景知识，那也会帮你更好地理解身体的运行原理。在接下来的这一节中，我会对这些词汇和客观现象加以解释。因为在你阅读这本书的其他部分时，其中的某些词汇和现象也会经常出现。也许有些内容你已经耳熟能详了，如果真是这样那就太好啦！但如果你还感觉有点儿没有头绪，那也不用担心，你很快就会成为这个领域的专家啦！

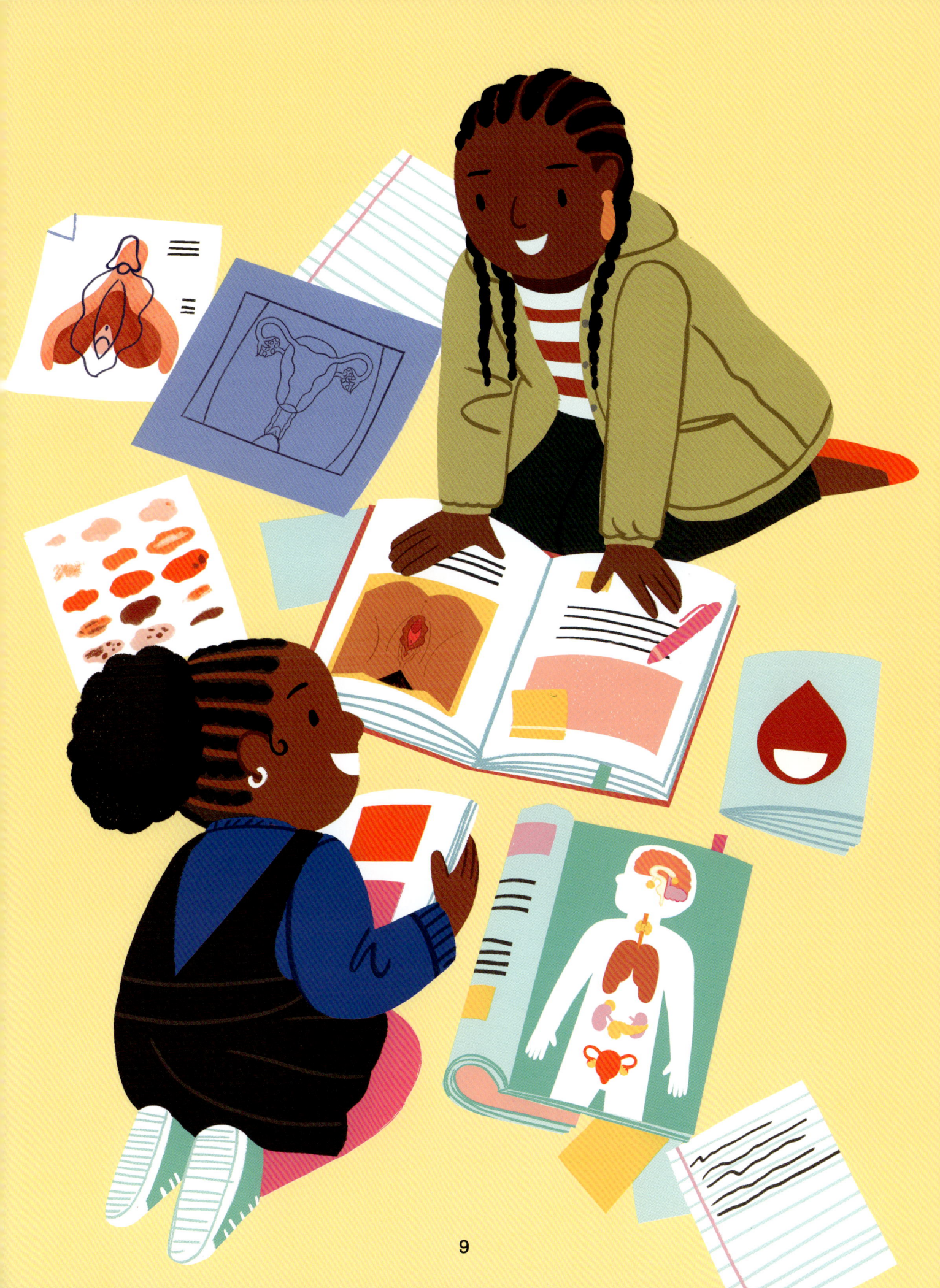

基本知识

月经和青春期

月经是女性青春期密不可分的一部分……而青春期则和我们的成长紧密相关。当一个儿童的身体开始发育为成年人,这一段时间就被称为青春期。你在第一次听到青春期这个词的时候,可能会感觉这是一次很快就完成的巨大变化,但其实这是一个渐进的过程。

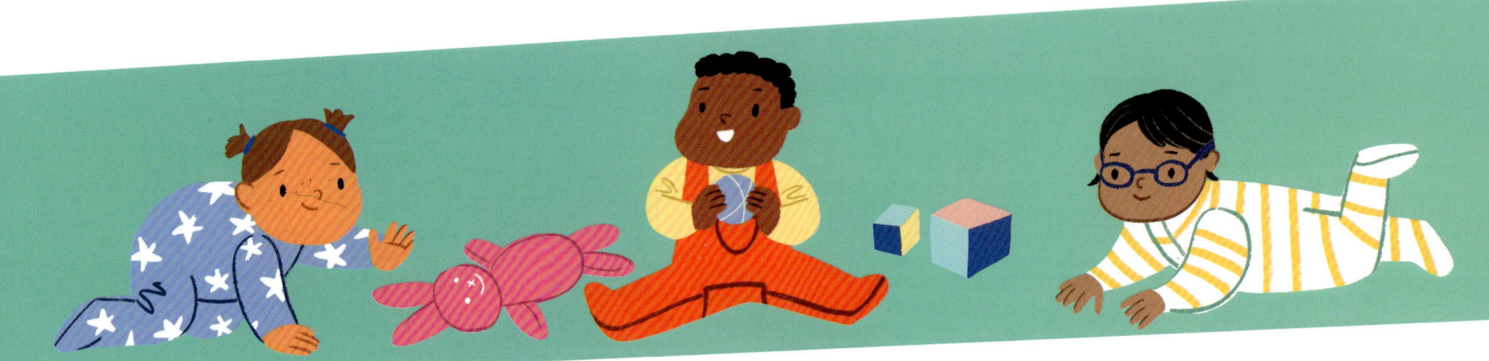

你可以这样想:你的身体现在能做哪些事情呢?其实,其中大部分事情都是你从婴儿阶段就开始做的。你在出生时就已经能睡能吃,还会大小便,也能哇哇大哭。没过多久,你就学会了微笑,能够放声大笑,然后又学会了走路,也逐渐可以和别人交流。

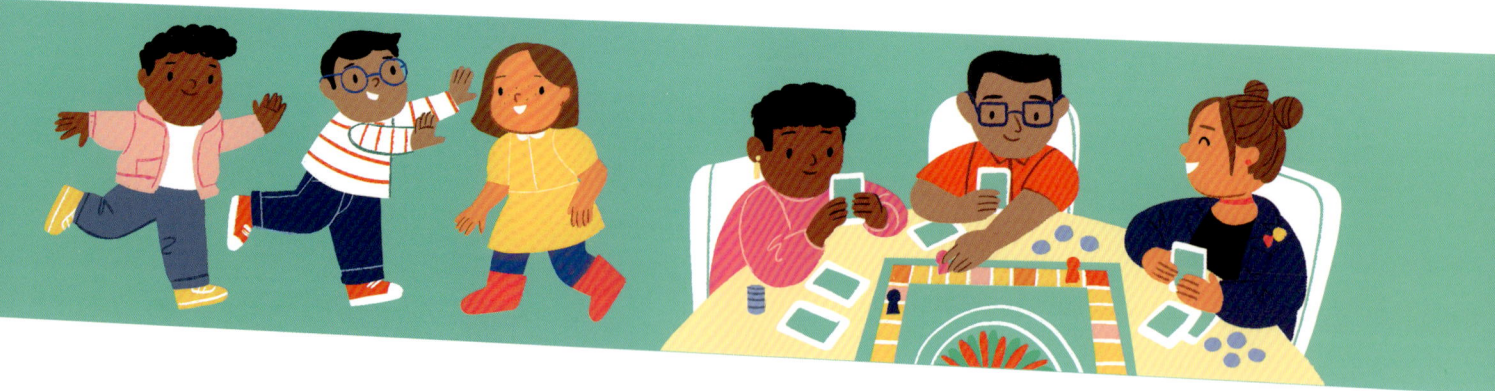

但是,以上种种都是一点一滴积累而成的变化,也许你自己都没有注意到这一切是怎么发生的。后来,你忽然发现原本的鞋子已经不再合脚;或者,你以前碰不到的电灯开关现在也变得能够得着了,你才反应过来,自己已经长大了。但其实你在这段时间里也一直都在学习新技能和新词汇,身体也在逐渐成长。青春期是我们成长过程的一部分,我们可能是碰巧为这个阶段取了个名字吧!但其实你的一生都在经历成长和变化——而且,你已经非常精于此道啦!

你的故事又是怎样的呢？

我们在早期的成长过程中都有过各种各样的里程碑，比如冒出第一颗牙齿，或是第一天去上学。不过，你可能记不太清了。你还记得自己第一次换牙时的情景吗？如果你自己不记得了，估计家里还有人记得一清二楚呢！也许还能找到你缺了一颗门牙的照片，也可能有人曾经把相关细节记录下来。

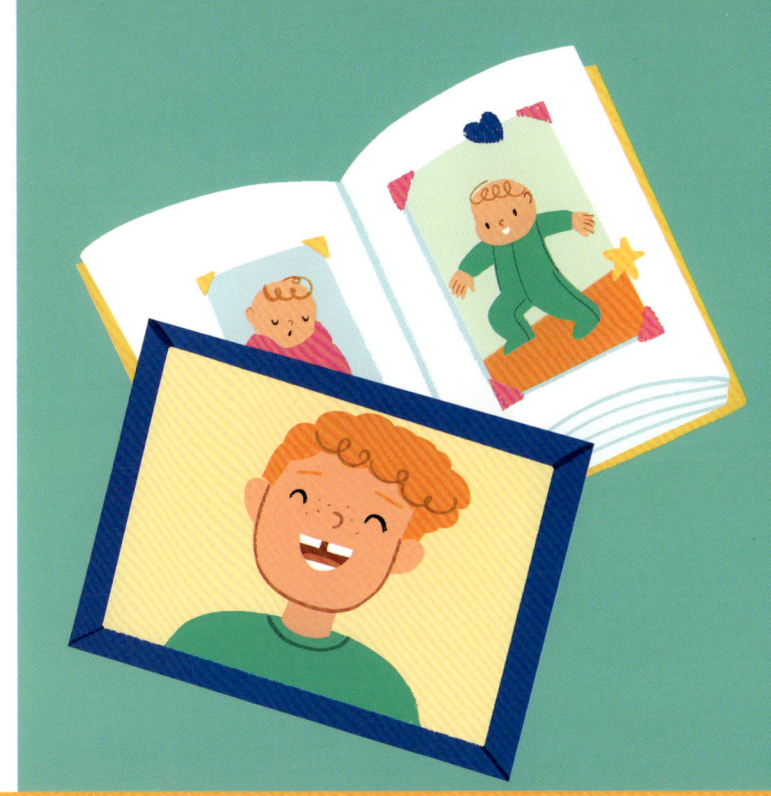

月……经？

你可能已经听说过月经这回事了。也许是朋友告诉你的，也可能是亲戚或老师跟你提起过。你也可能听说过"生理期"这个词，这两个词的意思其实是一样的——"月经"是正式的说法，而"生理期"则是通俗的说法，是"来月经的那段生理时期"的简称。在这本书中，"月经""经期""生理期"这些词都会经常出现。

并不是每个人都愿意大大方方地谈论月经，所以也有很多人会尽量回避这个话题。你还记得第一次听说月经或生理期是什么时候吗？大家当时的心情或态度又是怎样的呢？问问你的朋友吧——大家可能都有过类似的经历。

基本知识

"外阴"是什么意思?

你应该已经知道,每到经期就会有血液从阴道流出。阴道的入口其实就在身体那个名为"外阴"的部位。外阴位于骨盆的前部,也就是我们两腿相连的地方。在生殖系统中,所有位于身体外面的生殖器官部分都被称作"外阴"。经期出血并不表示你受伤或生病了,这种现象会在你身上有规律地出现。

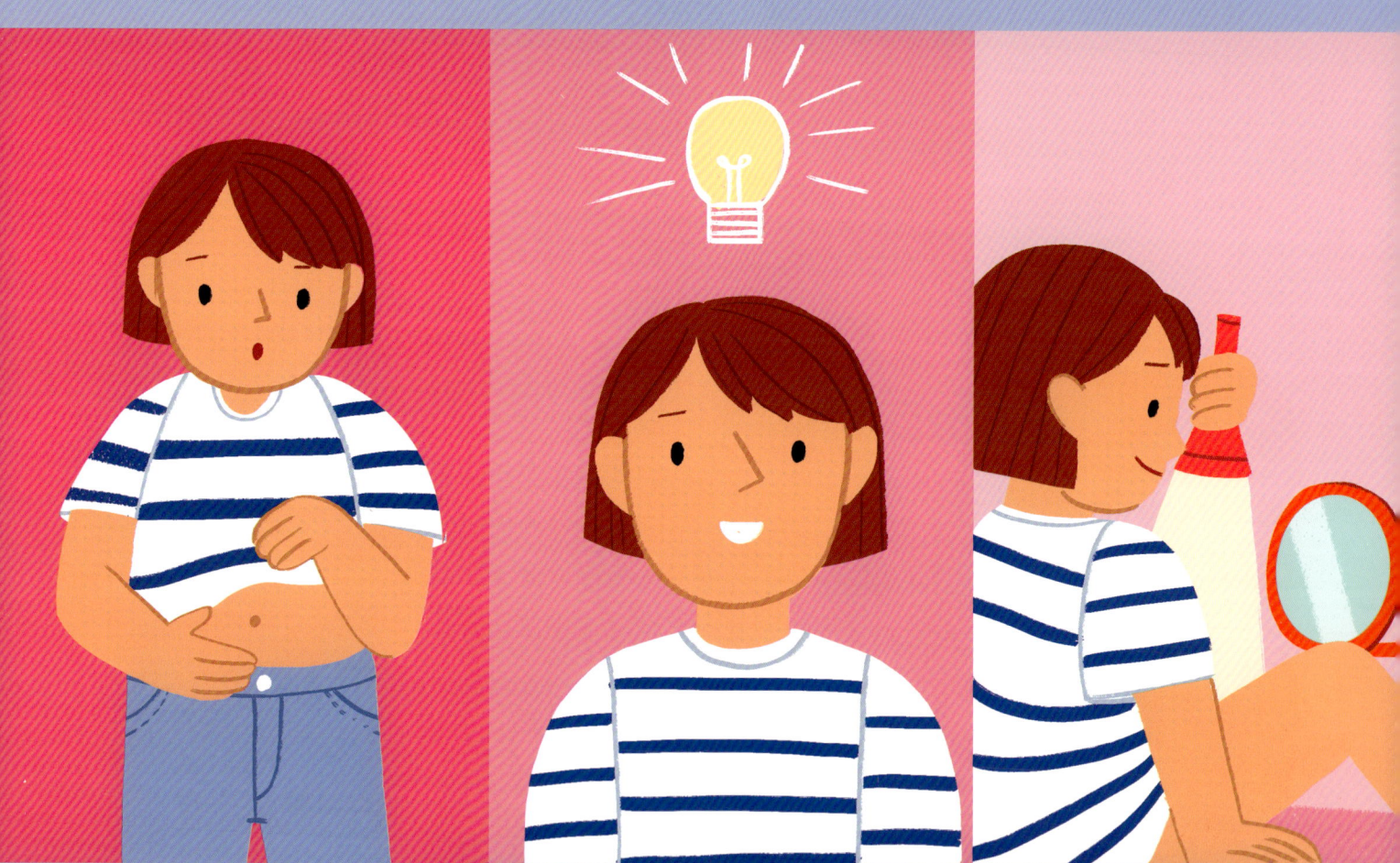

外阴看起来是什么样的呢?

人们的体型和肤色各不相同,头发的颜色和风格也不一样。外阴也是如此!如果你能找到一面全身镜来观察自己的两腿之间,你就能看到自己的外阴是什么样子。如果你只是低下头去看,一般很难看到外阴。但如果你能坐下来,举着一面小一点的镜子,你就能看到更多细节。你还可以借助手电筒来观察。

外阴看上去可能是这样……
或是这样……也可能是这样……

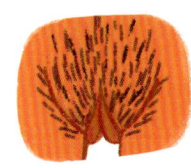 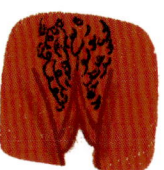 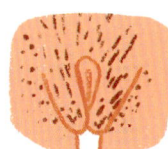 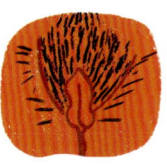 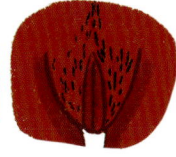 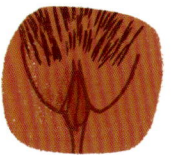

从外面看

外阴表面通常都长着阴毛。你到青春期应该就会发现这种毛发开始生长了，阴毛也许只会覆盖外阴的一小块区域，也可能是中等的，甚至一大片的区域。有些人的阴毛可能会覆盖到大腿、腹部和臀部。一般情况下，阴毛都会覆盖阴阜（fù），而且会在进入青春期之后越长越浓密。外阴的最顶部就是阴阜。

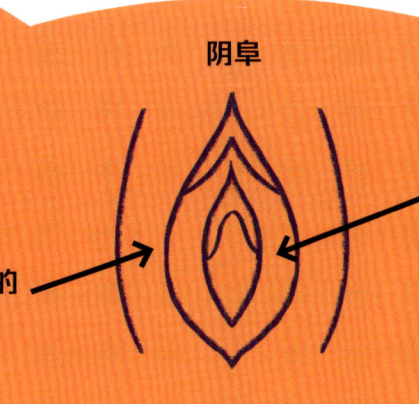

这里是阴唇（它的英文是"labia"，在拉丁语里是"嘴唇"的意思）。阴唇分为大阴唇和小阴唇，大阴唇在外面，小阴唇在内侧。

这是外面的大阴唇。

阴阜

这是小阴唇，位于大阴唇的内侧。有些人的小阴唇其实比大阴唇更大，但有的人则符合上图所示的这种情况，小阴唇比大阴唇要小。

有差异，是好事！

每个人的身体都长得不一样。所以，我们的阴唇形状也各不相同。有的人阴唇比较大，有的会比较小；有的比较厚，有的比较薄。有些人的阴唇会微微下垂，也有人的阴唇会明显分开，还有些人的阴唇会向内蜷着，紧贴在一起。有些人的两侧阴唇有着相同的大小和形状，有些人的阴唇则左右不同。有些人的阴唇会比身体其他地方的皮肤颜色更深，有些人的则会更浅。有些人的阴唇只会长一点点阴毛，有些人的则被很多毛发覆盖，而有些人的阴唇在未来的某一天才会长出阴毛。这里的毛发可能是弯曲的，也可能呈波浪形，还可能是直的。有些人的外阴褶皱比较多，也有些人的外阴很光滑。有些人这里可能会长痣或雀斑，有些人则没有。我们每个人都不一样！而且，在你走过青春期的过程中，你自己的外阴也可能继续变化。

基本知识

外阴的组成部分

我们很难看到小阴唇内侧的区域,但这还是属于外阴的一部分。外阴其实由许多不同的部分组成。

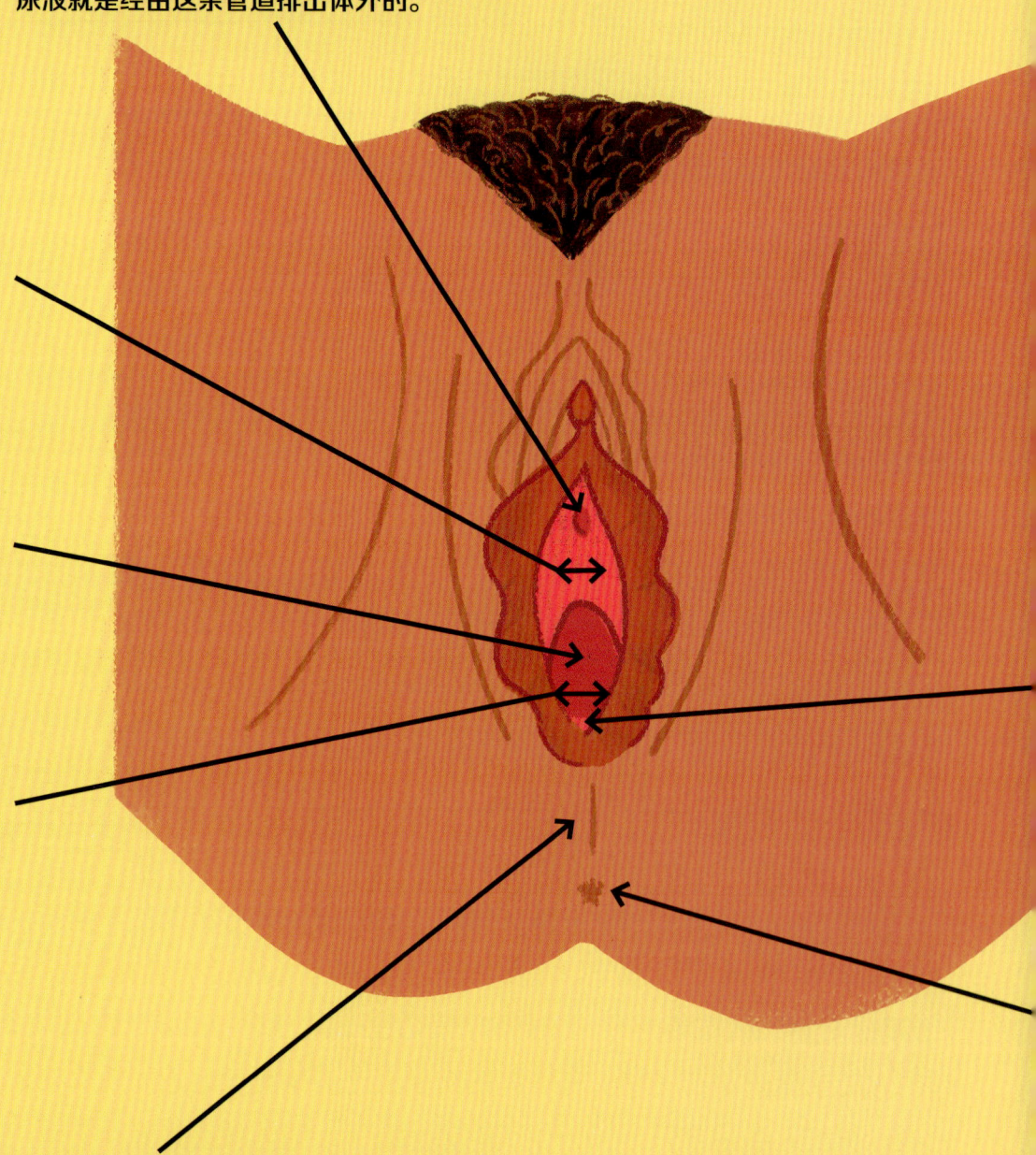

尿道口的里面就是尿道,我们膀胱里的尿液就是经由这条管道排出体外的。

尿道旁腺(又名斯基恩氏腺)可以分泌一种透明液体来润滑尿道。

这就是阴道口啦,这是通往阴道的入口。经血就是从阴道流出来的。

巴氏腺(也称前庭大腺)位于小阴唇的内侧,这些腺体可以为阴道提供润滑液。

会阴指的是外阴和肛门之间的那块区域,这里非常敏感,因为表皮之下藏着一片敏感的海绵体组织。

在阴唇内侧的顶部，你可以找到阴蒂帽。有些人观察自己的外阴时便可以看到阴蒂帽，但有些人情况不同，阴蒂帽会较为隐蔽地藏在外阴里面。

被阴蒂帽覆盖着的是阴蒂非常敏感的部分，称为阴蒂头。阴蒂头一经触碰可能会感觉特别敏感，但阴蒂帽可以保护它。

如果你只是从外面看，应该看不到阴蒂的其他部分。但其实它就藏在身体里，周围是敏感的皮肤和有力的肌肉。如果你触碰阴蒂，可能会感觉那里非常敏感，甚至连带着整个外阴、阴道口和会阴部都会有感觉。

小阴唇系带是一层很薄的皮肤，连接两侧的小阴唇。这个词语（fourchette）在法语里是"岔路口"的意思，这个部位就像是一个分岔的路口，阴唇部分的皮肤在这里分成了左右两条路。

肛门就是粪便从直肠排出的出口，位于会阴下方。

有些人直接用"阴道"来称呼外阴，但这其实并不准确。第 12 至 15 页所涉及的身体部位都属于外阴，位于我们身体的外部。如果你仔细观察外阴便可以看到阴道口，但如果只从体外看的话，其实是看不到阴道的。不妨试着照照镜子，画出自己的外阴吧！

基本知识

基本知识

身体的内部构造

外阴连通着生殖系统的其他部分，但其他这些部分都在我们的体内，拿着镜子是看不到的！下面这张图大致可以告诉我们，生殖系统的内部结构是什么样子。

输卵管通向子宫内部，也就是孕育婴儿的地方。输卵管一直通到顶部子宫壁的下方。

这是两个卵巢，卵细胞就在这里发育成熟。卵细胞有时也被称作卵子，英文中单数是"ovum"，复数是"ova"，这是一个来自拉丁语的名称。

成熟的卵细胞会沿着输卵管向下移动，输卵管通常也被称作法罗皮奥管。

子宫内膜是子宫的内里层。

（这幅图不是按照比例绘制的，真正的卵巢其实只有杏仁大小，而子宫和拳头差不多大！）

子宫颈是一圈肌肉组织，位于阴道内。在女性经历排卵、月经和分娩时，子宫颈的入口会随之开合。每个人的子宫颈的位置各不相同，可能偏高也可能偏低，也可能靠前或靠后。

阴道是由肌肉组成的，可以伸缩。子宫颈一直通往阴道，而阴道口通往我们的身体外部，是属于外阴的一部分。

沿着阴道向内，可以遇见一个形似"甜甜圈"的东西，那就是你的子宫颈！

我的故事

法罗皮奥管、巴氏腺和斯基恩氏腺这些名称其实都是用男医生的名字来命名的，他们是最早撰文提到这些身体部位的人，这是我在做月经研究的时候了解到的知识。这给我的感觉是，这些医生当时是在指代他们自己的身体部位，而不是像我这样的女人的身体。而且，这些男医生甚至根本没有真正体验过月经！在那个年代，真正拥有月经的女人很难有机会上大学（或是去医学院）。因此，我也分享了一些用来替代的称呼，这些称呼可以向你解释这个部位的作用或位置。很多撰文介绍月经的人都已经开始采用这样的做法。这个方法很不错，能让你切实感受到这是属于"你"的月经。

基本知识

基本知识

月经和激素

你知道吗？其实，我们的大脑和身体都是靠化学物质来运行的。有一种化学物质被称为激素，能帮助我们的器官运转起来，包括那些控制月经周期的器官。如果没有激素，我们甚至无法活下去！内分泌系统由内分泌腺构成，激素就从这些部位产生。

青春期与激素

在激素的影响下，我们的身体会在青春期发生明显变化，比如个子长高，或是长出智齿。激素也会促使生殖器官发育至成人的大小。这些变化需要不同的激素参与，发生的时机与年龄也不尽相同。下面介绍的就是让我们来月经的腺体和激素。（有些激素的名字很长，我就用英文缩写来指代啦。）

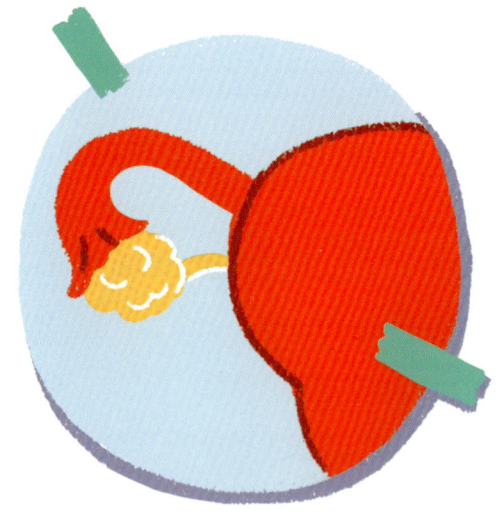

下丘脑位于我们的大脑内部，会分泌一种叫作 GnRH[1] 的激素，以此向我们的脑垂体发出信号，让它释放其他激素，比如 FSH 和 LH[2]。

卵巢会分泌雌激素。还有一种激素名叫孕激素，会和雌激素共同作用，告诉子宫颈在月经周期的不同阶段应该分泌哪种黏液。雌激素会促进卵细胞发育，卵细胞们足够成熟后便会离开卵泡；它还会让子宫内膜变厚。而每个排出卵子后的卵泡都会转而开始分泌孕激素。

---

1 GnRH 是促性腺激素释放激素。
2 分别是 FSH（卵泡刺激素）和 LH（黄体生成素）。

脑垂体就在我们的脑袋里，它很小，却至关重要！它会分泌 FSH，这个激素会刺激卵巢中的卵泡开始生长，做好排出卵子的准备。脑垂体还会分泌 LH，促进卵子成熟，然后从卵巢中排出。

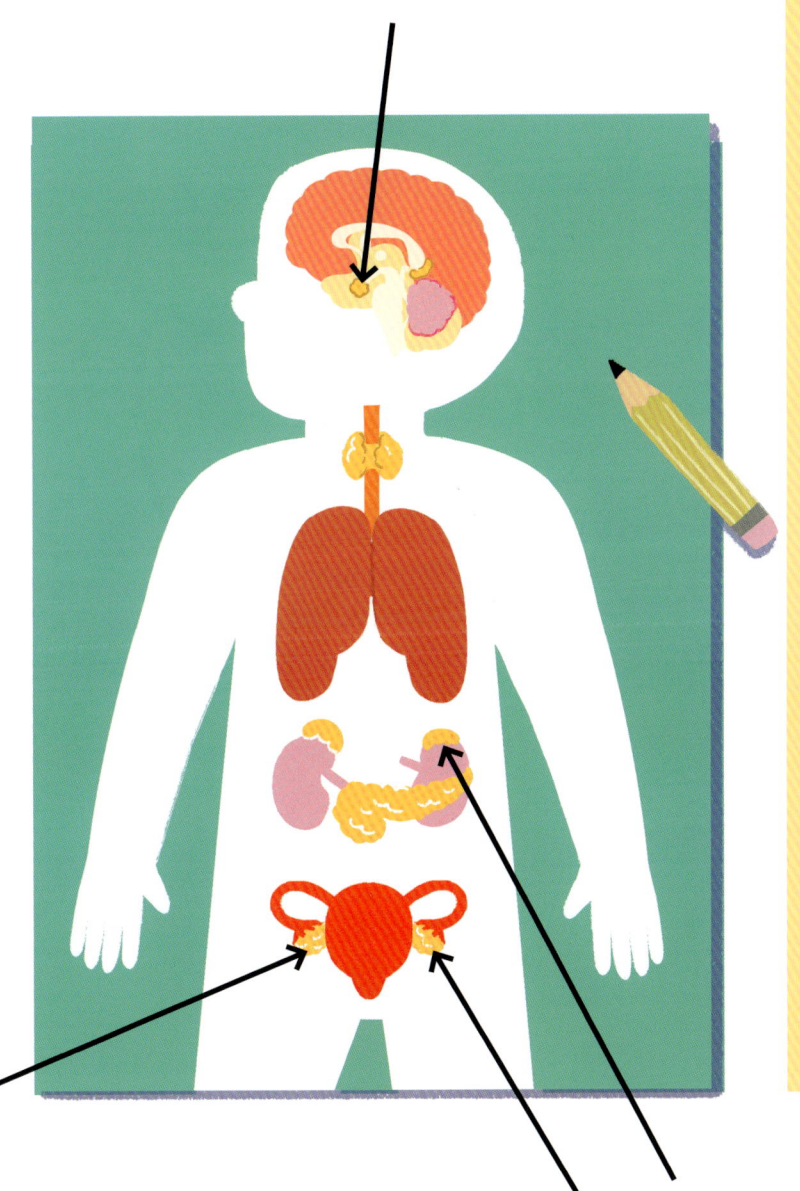

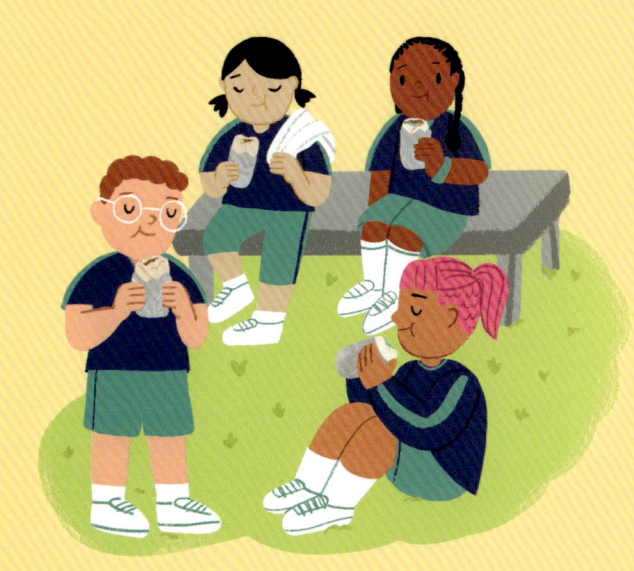

齐心合力，一起工作

人体内有许多系统，内分泌系统只是其中之一，此外我们还有消化系统、循环系统、呼吸系统等。我们之所以把这些都称为"系统"，是因为每个系统都由不同的器官、体液和化学物质组成，它们通力协作，一起完成各项任务。我们的身体就好比是一台柔软的机器，各个系统就是其中的组成部分。这台机器不仅很酷，还有生命！

孕激素的水平下降时，子宫内膜就会脱落。孕激素主要是由卵巢分泌的，但其实肾上腺也会分泌孕激素——每个人的肾脏上方都有肾上腺。卵巢和肾上腺也会分泌少量睾(gāo)酮，这种激素会影响我们的能量输出、兴奋程度，也会影响肌肉的生长和情绪的状态。

基本知识

基本知识

月经的循环周期

如果你已经拥有了月经，那就说明你的生殖系统经过了以下四个阶段，每一次的月经周期都由这几个阶段组成。你可以多多关注自己身体在月经的各个阶段会有什么变化，也多关注你自己的感受。这能让你更好地关注自己的身心健康。不论你处于哪个阶段，你都可以多做那些让自己感觉更舒服的事。有了这个习惯之后，你就可以毫不费力地保持健康，而且从中获益多多。

第一阶段：月经期

其实，月经来潮是整个循环过程中出现的最后一步，但这是最容易被我们发现的迹象，所以我们一般会从月经的第一天开始计算每次的生理周期。在这个阶段，你的子宫可能会痉挛，也可能发生挤压来更好地排出血液和组织。你可能会在情绪上感觉非常疲惫，也可能会感觉身体乏力或行动迟缓。在月经期初期，你还可能会感觉身体很沉重。在刚刚来潮的那几天，你甚至可能会感觉到更严重的子宫痉挛。

当处于这个阶段时，你可能会很想昏睡不起，也可能会想再刷一遍你最喜欢的视频。你也可能发现，做一些放松活动会让自己感觉舒服点。但如果你把自己的日程安排得满满当当，则可能会感觉更难受。不过，也有些人喜欢在这个阶段保持忙碌，活力焕发！

第二阶段：卵泡期

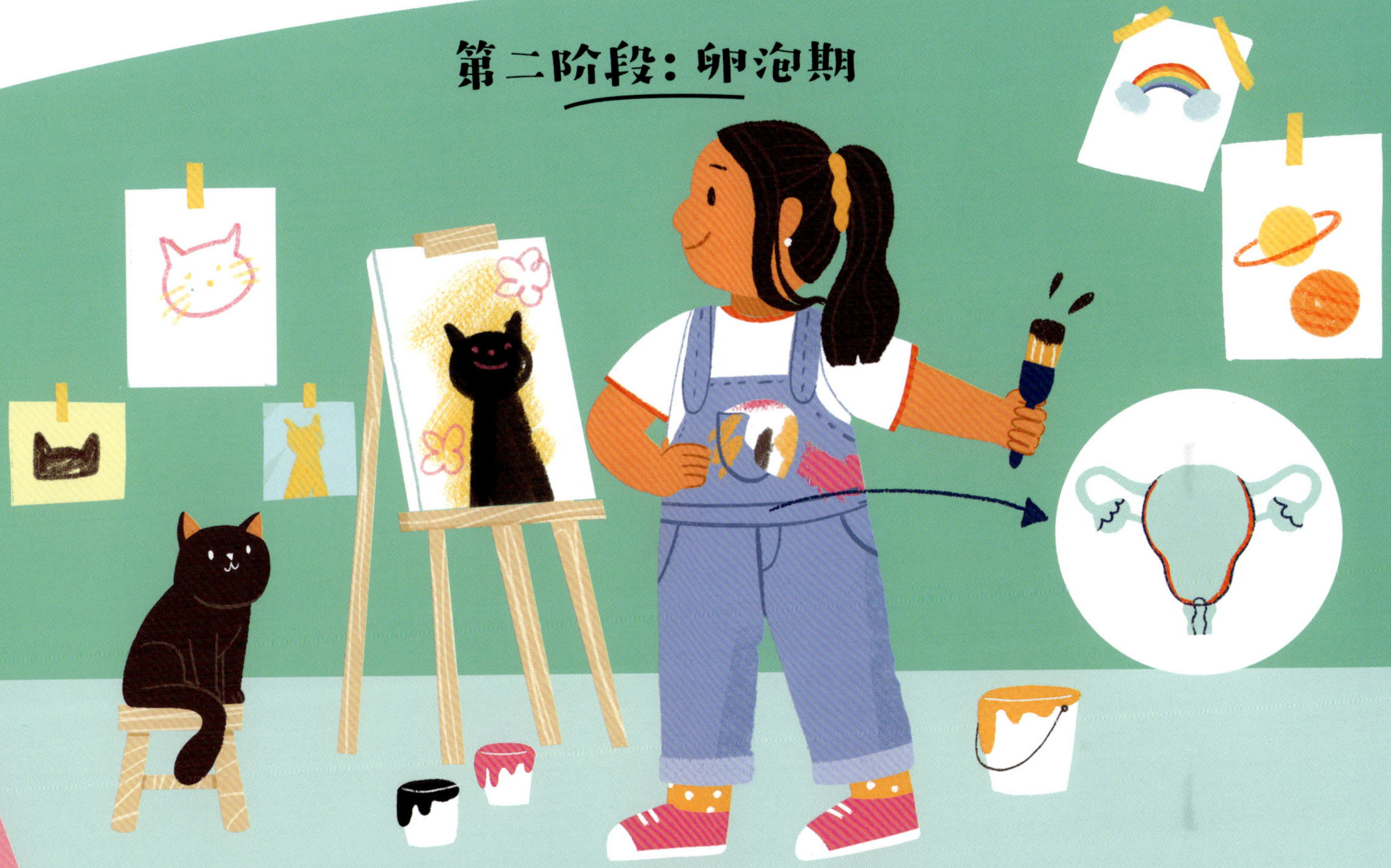

卵泡期的时间长度因人而异，也正是因为这个原因，我们每个人月经周期的天数也各不相同。当你处于这个阶段，你的身体正在思考着应该如何提高生产力、发挥创造力：你的体内正在孕育一个卵子！这些感觉也会对你的情绪有影响。你可以去尝试一些新的创意项目，也可以参与体育活动，邀约新的朋友首次出游。月经周期的这个阶段正是做这些的好时机。你的身体正在孕育新的卵子，你当然也可以在此期间有些新的尝试。为何不花上几个月的时间，试着这么去做呢？还需要提醒的是：并不是每个人都会想在此期间去做新的尝试。所以，如果这些办法好像对你并不奏效，也不必担心！

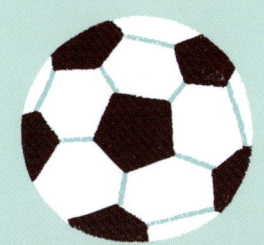
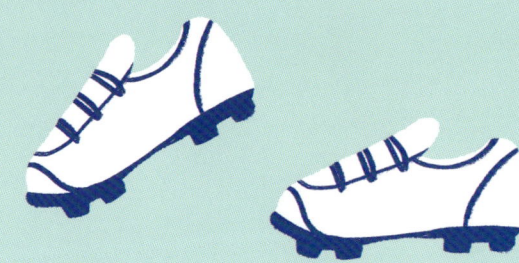

基本知识

基本知识

第三阶段：排卵期

　　如果你已经走到了月经生理周期的这个阶段，可能会感觉精力充沛到了顶点。有些人觉得，在这个阶段去尝试新事物会好处多多，但也有些人会由于太兴高采烈，只想去社交、去玩乐。你可能会更容易兴奋乃至亢奋，甚至还会觉得你原本欣赏的人变得更有魅力了。如果你正处于或是刚度过排卵期，随即动手去做那些拖延了很久的作业，你可能发现这个任务简直是小菜一碟。如果有些事情需要你投入很大毅力和决心去解决，这个阶段的情绪状态可能会为你助力。

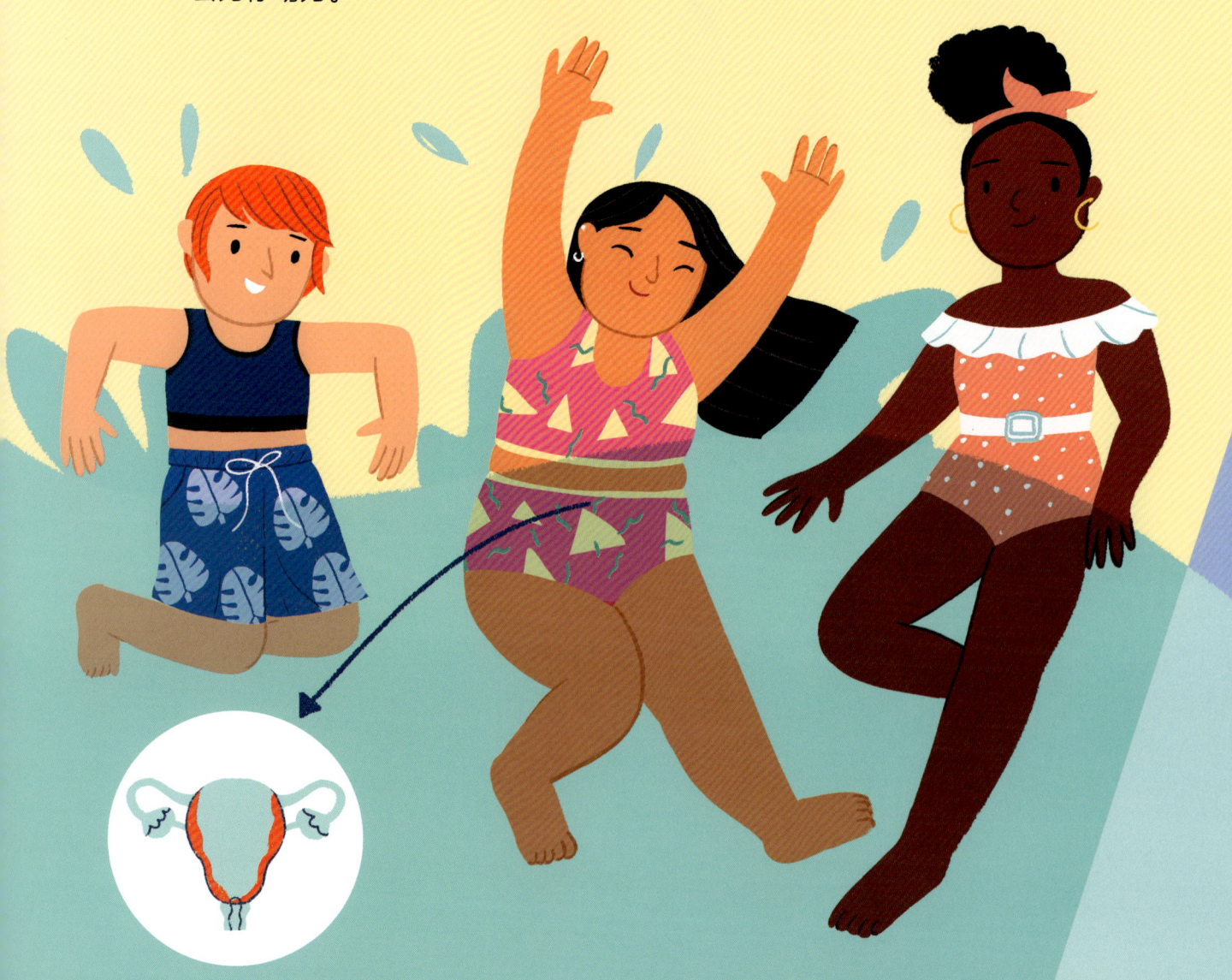

我的故事

虽然我一直在研究月经，但我也花了很长时间才认识到自己的这种行为模式！有时候，我会感觉自己很爱和人争执，或是觉得其他人全都在针对我，就连上床睡觉时都还是气呼呼的。然后，我会在第二天早上醒来时满心惭愧地发现，原来我之前那样是月经马上就要造访的缘故。我要过很久才会注意到，我再一次因为一些无关紧要的事情大发脾气，事实上正是在月经周期的同一个时间节点。每个月都是如此。

第四阶段：黄体期

一般来说，每个人的黄体期阶段都差不多长，大约是14天。但如果你比大多数人都更早排卵，你可能会觉得这个阶段真是太太太漫长了。你可能一会儿感觉自己创造力满满，一会儿又很容易变得暴躁。你还可能会变得疑神疑鬼，或者觉得大家都不喜欢自己。这种感觉真是糟透了，或许你应该努力告诉自己，自己是因为激素变化才会这样焦躁不安。

你可以试着提醒自己，这些小事其实都无关紧要。如果你觉得有点儿控制不住自己的脾气，不妨先稍事休息，按下暂停键。也许，你只需要等上一两天就会意识到，之前让你差点儿大发雷霆的事其实并没有想得那么严重。

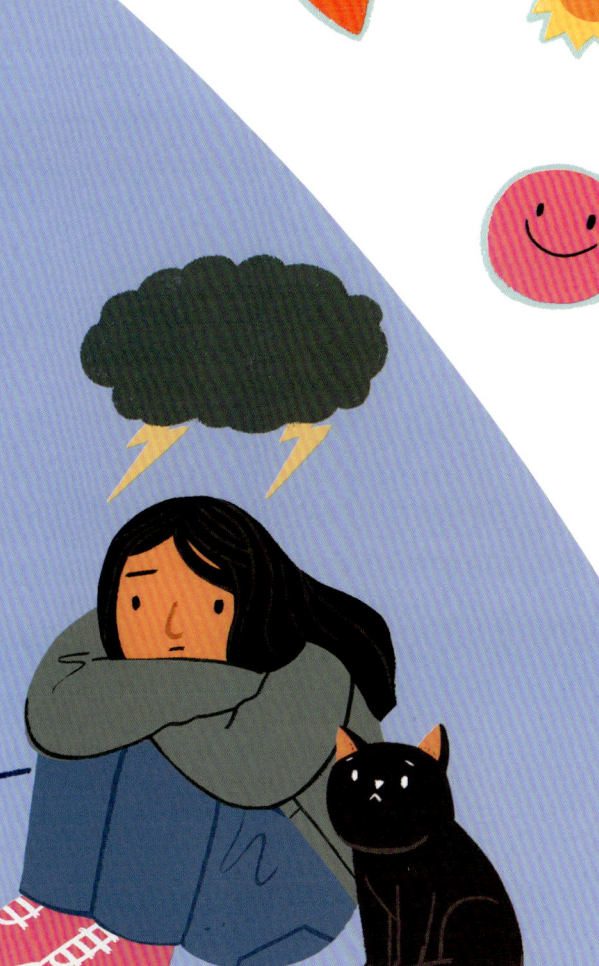

基本知识

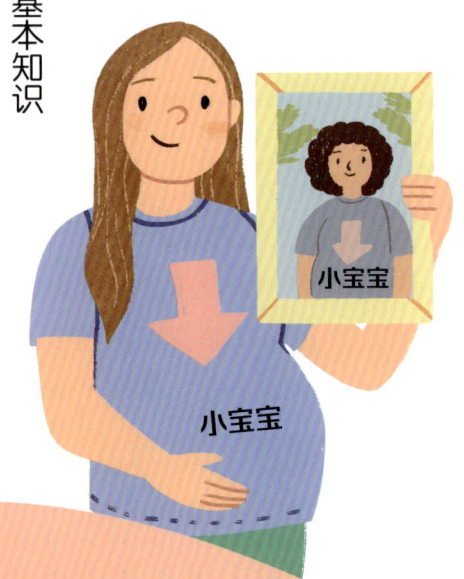

小宝宝

小宝宝

月经的出现和消失

我们的一生都在成长，也会经历各种变化。月经也是如此！你会随着年龄的增长而经历不同的阶段，每个来月经的女性都会有相同的经历，但每个时间段的开始和结束会略有不同。

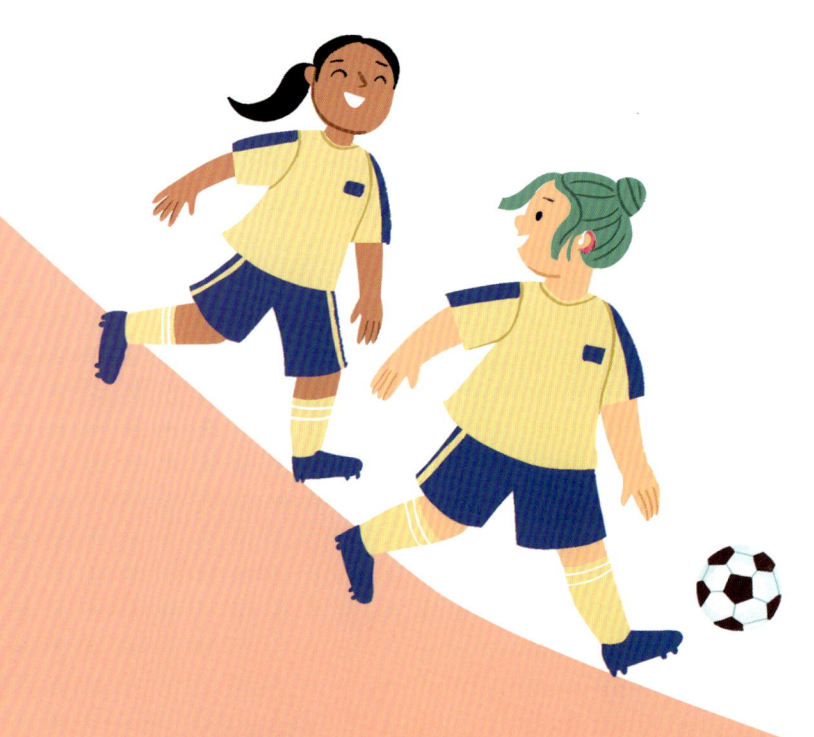

青春期之前

我接下来要说的内容可能真的会让你大吃一惊。其实，你的月经可以追溯到比你早两代的祖辈！你的卵巢在你出生时就已经完全形成了，你母亲当时也一样。这意味着，当她还在她母亲的子宫中生长时，她的卵巢中就已经有了卵细胞存在，而其中某一个卵细胞在成熟之后受精，最后就成了现在的你。所以，其实曾有一小部分的你在外祖母的子宫里生长！

你出生时，就已经有了一个小小的子宫，卵巢里还带着大约200万个卵细胞。当你还只是个蹒跚学步的孩子时，你身体内外都有待成长，而你的子宫、卵巢、阴道和外阴也尚未发育成熟。

进入青春期

进入青春期后，你身体内的腺体就会开始分泌激素，生殖器官也就开始逐步走向成熟。你的身体发育也变得越来越明显，你会长得更高，臀部也可能会变得更圆，乳房也会变大。你的体型是否高大以及外貌如何，都主要取决于你其他亲人的遗传特征。这时的你应该会很像其他亲属在这个年龄的长相。

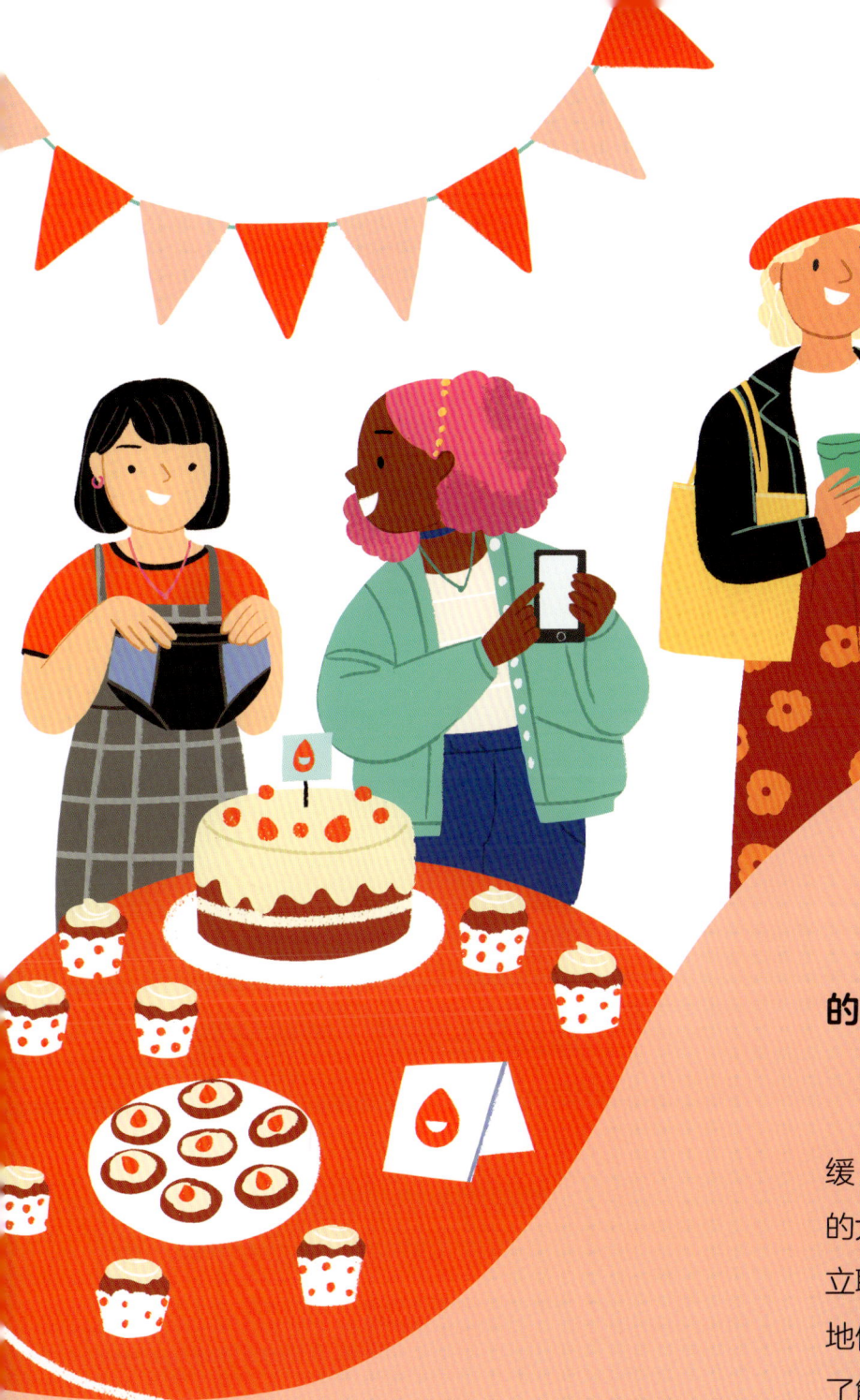

青春期快结束（20 岁出头的年纪）

这时，你身体的发育速度已经放缓，但大脑仍在发育得更加成熟。你的大脑能够更好地在各类事物之间建立联系，帮你更有逻辑、更深思熟虑地做出决策。同时，你也会更深入地了解自己的情绪和价值观。一般情况下，控制月经的激素会逐渐形成一种稳定的模式。哪怕月经初潮就代表你已有生育能力，但请到 20 多岁再慎重考虑是否应该怀孕。在你看来，其他人身上的哪些品质会吸引你？哪些事情能让你感觉更好？这时的你，会对这些问题有更清晰的答案。

初潮

月经第一次到来的时候，被称作初潮。从此之后，你就是拥有月经的人啦。但是，刚开始你的月经周期可能不会特别规律。

基本知识

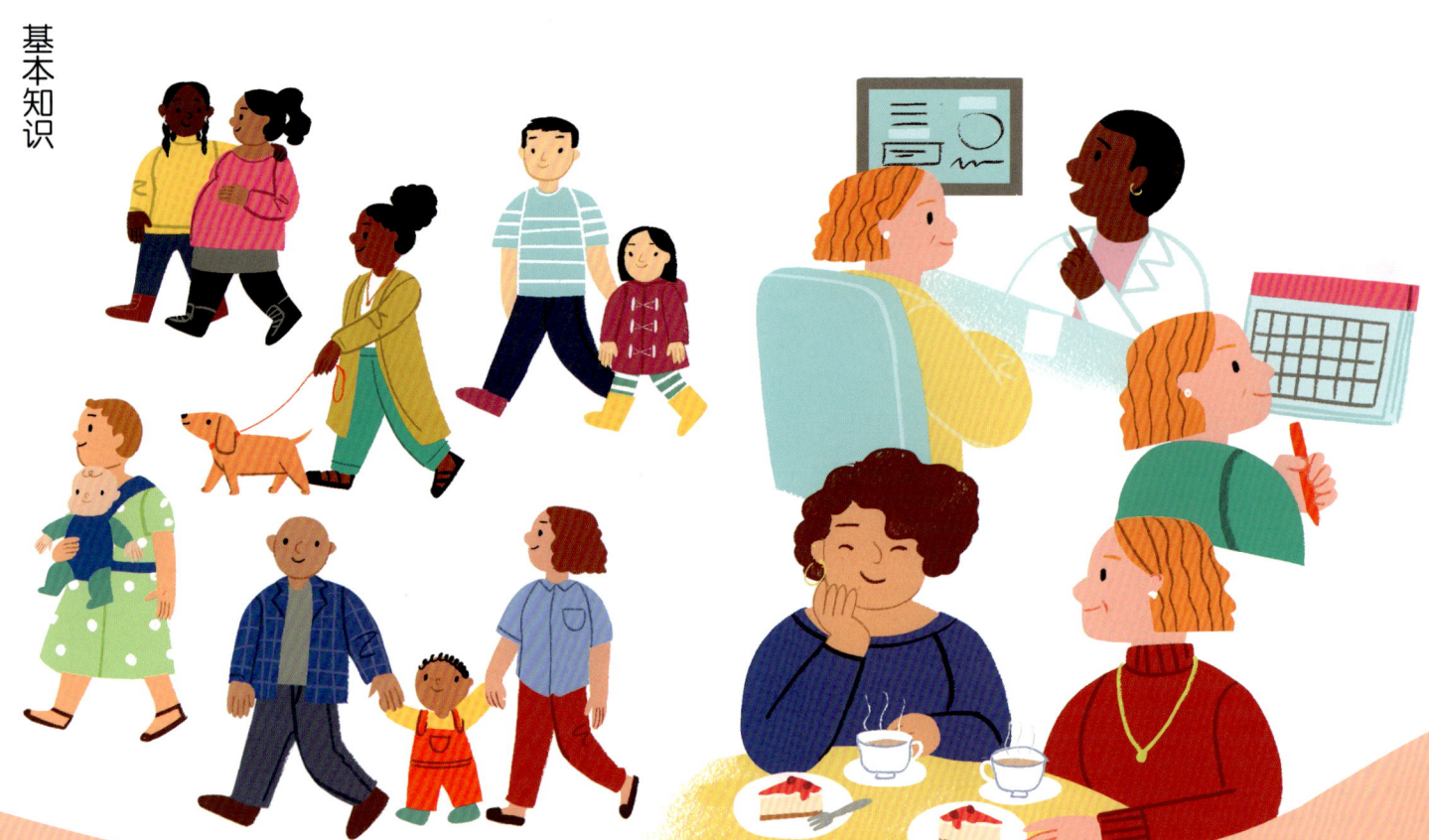

适宜生育的时期

要不要孕育新生命？你可能会在二三十岁的时候做出这个决定，也可能会计划组建家庭。有些人在孕期会有点健忘，或是感觉有些许思绪混乱，但这些都只是暂时的。怀孕期间一般不会来月经，哺乳期也是如此。在你生下孩子后的那段时间内，激素的变化可能还是会继续影响你的心理健康状况。在这时你可能会觉得很难熬，但也可以通过许多方式去寻求帮助。对于35岁到40岁出头的人来说，怀上孩子的概率可能低一些，但这样的可能性依然存在，而且也有很多人在这个年龄段成功怀孕。

月经正在离开（围绝经期）

过了45岁，你可能就会发现自己每一次的经期变短了，或者在每次刚来月经时发现有点状出血。这个时候，你每次来月经之前可能已经没有排卵。这是一个循序渐进的过程，所以你可能不会明显注意到它是如何发生的。进入这个阶段之后，一般只有接受生育方面的辅助手段才有可能怀孕，不过也有些人能够自然怀孕。如果你去做激素检测，结果可能会显示卵子储备已经变少，生殖激素的分泌也已减少。到这个阶段的后期你可能会发现月经变得不规律了，就和你刚开始来月经的那段时间一样。

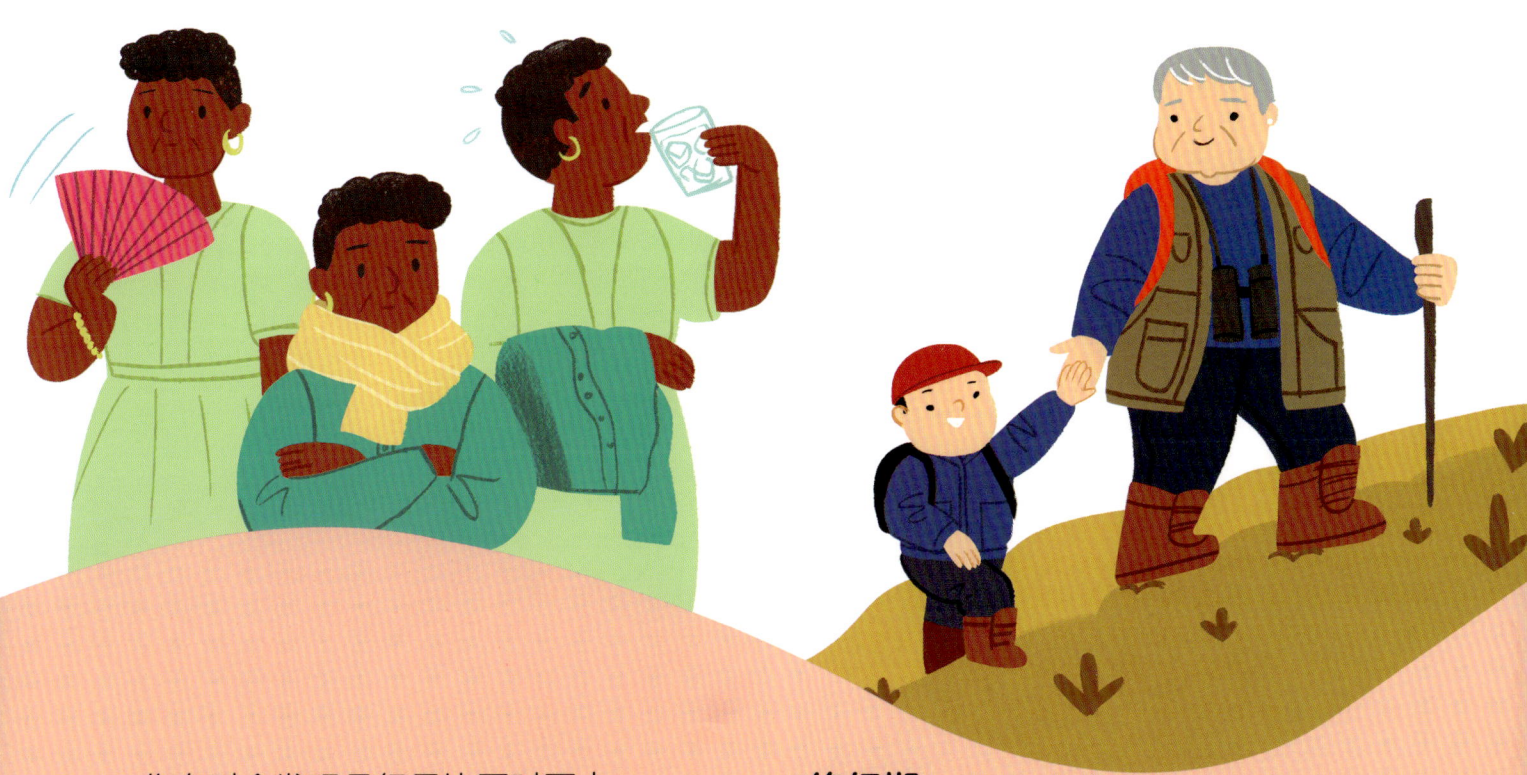

你有时会发现月经量比平时更大，或是持续的天数更多，而有时月经量又会减少，甚至完全不来月经。这都是因为，你的身体到了这个时期就会出现激素水平的巨大变化，各个身体系统都会受到很大影响。也许，在你最后一次来月经之前，这些影响就已经出现了。而且，在你停经之后的几个月甚至几年时间中，这些影响可能还会一直持续。你可能会感觉皮肤变得干燥，或是经常口干舌燥、阴道干燥。你还可能会感觉入睡困难，有时还会出现潮热症状。你还会时不时感觉自己思维混乱，或是经常忘事，就像怀孕时一样。但是，这些症状最终也都会消失。如果服用激素，便可以在月经逐渐离开的阶段让激素水平更为循序渐进地变化，有些人会选择这样的疗法来实现平稳的过渡。

绝经期

如果女性的生命中不再出现月经，这个时期被称作绝经期。如果你的年龄已经超过了 50 岁，且已在一年内没有来过月经，即为进入绝经期；若你还不到 50 岁，但已经两年没有来过月经，那应该也已经到了绝经期。

绝经后

你可能会从 50 多岁开始就不再排卵，或是不再来月经了。这时你身体分泌的激素已经开始减少，也可能会发现自己的头发逐渐变得稀疏，体重也在发生变化，整个人的核心骨架也变得更加壮实了。绝经期是一个过渡时期，相比之下，你在现阶段会觉得自己变得更加机敏活跃，也更加富有创造力。现在，是时候去尽情享受下一个人生阶段啦！

基本知识

生孩子是怎么一回事？！

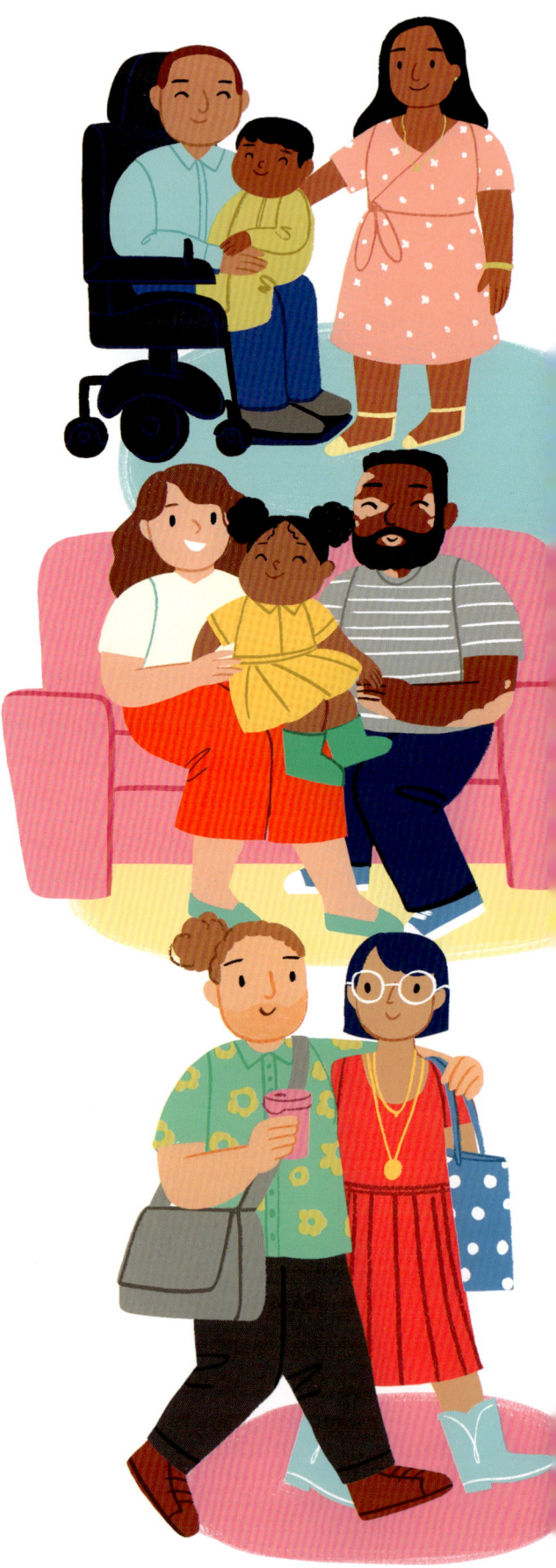

进入青春期之后，你的卵巢就已经开始产生成熟的卵细胞了。如果你有某个卵细胞和其他人的精细胞相结合，然后又在子宫内着床，那你就可能会怀孕。我在还是个孩子的时候第一次听到这个说法，当时我就想……等一下，我可没做好准备要怀孩子啊！而我当时的反应其实很有道理！也许我们的身体成熟得很快，但我们情感的成熟速度却要慢得多。我们还得学习如何处理自己的情感，如何做出决定，如何经营健康的人际关系……我们的大脑还需要更长的时间才能完成这些任务——其实，我们至少得等到20多岁才可以做到。有些人也会随着年龄的增长而决定不要孩子。还有一些人会想要先做好准备，再去组建家庭，然后才会开始考虑怀孕的事情，那他们就会采取一些措施来避孕。

怀上宝宝

如果一个成年人已经决定要怀上宝宝，可以通过很多途径来实现。对于处在恋爱关系中的两个人来说，如果女方能产生健康的卵子，另一方能产生健康的精子，那怀孕就并非难事。但你知道吗，也有一些女性想要怀孕，却不一定能成功怀上孩子。也许，和她们交往的那个人无法产生精子。也许，她们已经进入了绝经期。还有一种可能就是她们患有某些疾病，导致难以怀孕，或是怀上孩子以后又总会流产，这被称作"生育能力低下"或"不孕不育症"。

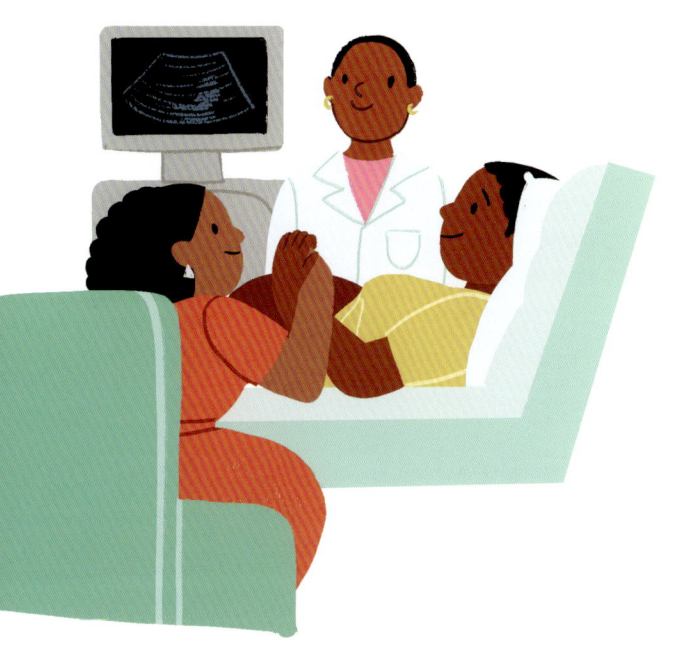

生育支持措施

好在我们还有各种各样的生育支持措施，比如可以通过服用激素来促进排卵；还可以从子宫颈将精子放入女性子宫，这样卵子就有更大概率会受精；还可以在实验室中让精子和卵子结合，然后再把受精卵放入子宫，这就是人们所说的体外受精技术。这些措施不一定总是有效，有些人没有获得这些生育支持措施的途径，也有可能耗时巨长。你在做出要生孩子的决定之前，有必要了解以上各种情况，这都非常重要。幸运的是，在未来的很长一段时间里，你都还不需要考虑这些问题呢！

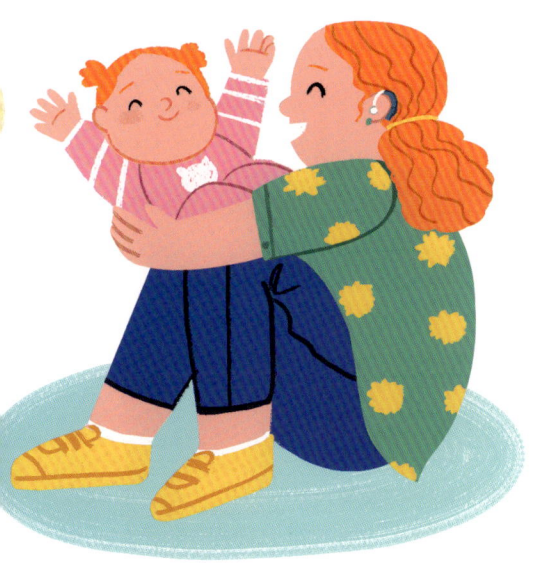

组建家庭

如果你觉得自己已经准备好要组建家庭了，也可以通过很多不同的方式来实现。你来不来月经，或者是否在和一个会产生精子的人交往，这两项并不是组建家庭的必要条件。有些人的伴侣在前一段关系中就有了孩子，他们也会乐于抚养；有些人会领养孩子，成为孩子的养父母；有些人选择独自抚养孩子。甚至还有一些人会帮忙抚养自己的弟弟妹妹，或是侄子侄女。世界上存在这么多不同类型的家庭，这真是太棒了！

基本知识

月经的相关数据

月经期间会流多少血？人们的经期一般有多长？你一定曾对这些问题感到好奇。好在我们现在已经有了很多关于月经周期的数据。很多医生和研究人员花了多年时间，向许多人调查了月经情况，然后才统计出这些数据。每个人的情况都不一样，所以我们讨论月经相关数据时，往往都选取了平均值。如果你自己的情况和平均数值不太一样，那也完全没问题。更有参考意义的是，你可以看看自己的数据是否处于健康范围之内。你现在经历的一切都可能和其他女性很类似呢！你可以去问问其他人，看看是不是真的如此。你的朋友或亲人应该都会愿意和你分享她们的数据。你也可以问问那些也来月经的女性亲人，比如她们都是多大的时候来月经的，以及她们的月经量又是怎样的。这都能帮助你进一步了解自己来月经的情况。

如果我的数据不在图表的范围内，那该怎么办？

有些人来月经的情况确实不在这个范围之内。你可能很晚才来月经，也可能过早就停经；你的月经量可能超过一般人，也可能比大部分人都少；你的周期也可能在这个标准范围之外。有时是医学方面的原因引发了这些差异，也有可能是激素或饮食习惯发生了改变，压力水平或其他疾病也可能有影响。如果你的月经周期和图表范围差别很大，或是突然发生了某些变化，你都可以去找医生咨询。

初潮年龄： 9~16 岁	成年女性的月经周期长度： 21~35 天
青少年女性的月经周期长度： 21~45 天	每年的月经次数： 11~16 次
月经持续时间： 7 天以内	月经结束至排卵之间有多少天： 青少年 7~31 天 成年人 7~21 天
每一次月经的出血量： 2~6 汤匙	出生时卵巢中有多少卵子： 100 万~200 万个
青春期时卵巢中存在多少卵子： 30 万个	每个女性一生中排出的卵子总数： 400~500 个
每个女性一生中有多少年会来月经： 大约 40 年	绝经时的年龄： 45~55 岁

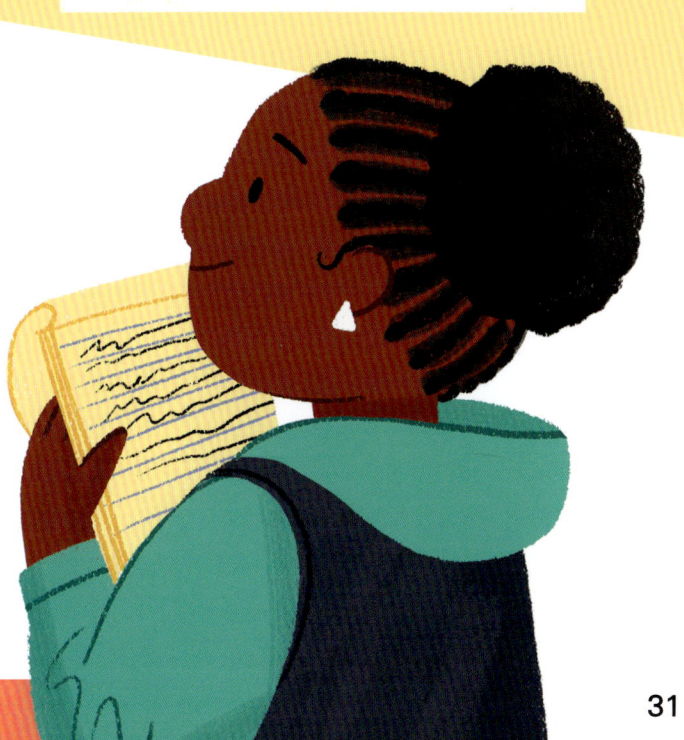

我的故事

我是在12岁半的时候初潮来临的，我妈妈则是11岁时就来了第一次月经。但是，我妈妈的妈妈则是到了17岁才来第一次月经。她曾为了逃离危险而从另一个国家移民到这里，这样的压力可能会推迟初潮的时间。

月经管理

人们经常使用"应对月经"或"处理月经"之类的词组,这些表达方式都在向我们传递这样一层含义:我们都不想来月经,月经是一件糟糕的事情。也正因此,很多人都觉得月经这件事让人尴尬。因此,我认为我们应该使用"月经管理"这个词,因为如果你是在"管理",那就意味着你在这期间有能力照顾好自己。

若你能够好好照顾自己,你其实就是在善待自己,呵护自己的情绪和身体。"照顾"也意味着通过某些实际的做法来对某件事负责。而你在管理月经时,你其实既在照顾自己,也在对自己负责。如果你能决定如何照顾自己的身体和健康,并对此负起责任,这不仅会让你感到自豪,也能给你带来自信。

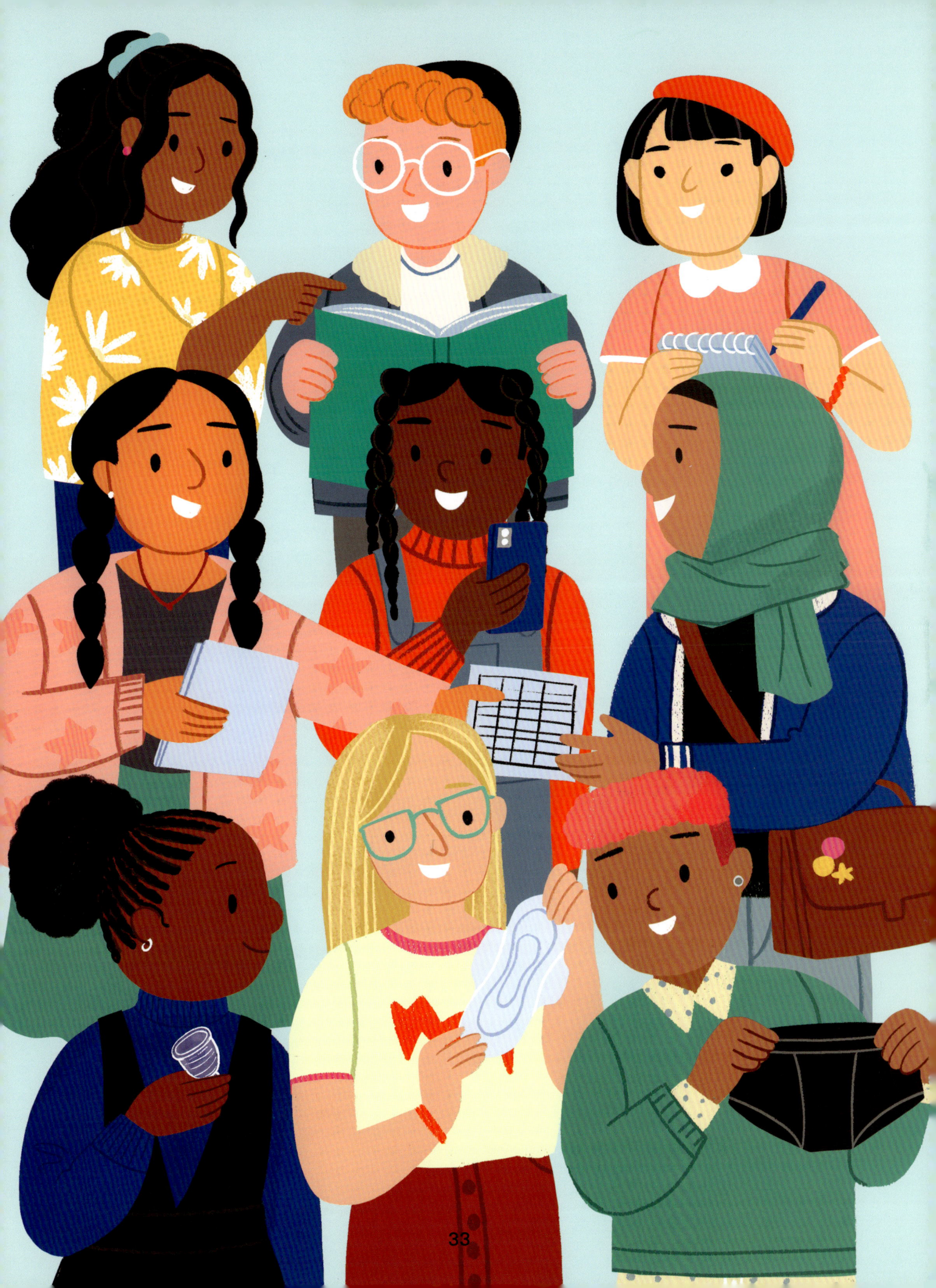

月经管理

经血看上去是什么样子？

我们每个人的经血会呈现出不同的形态，而且在月经期的不同阶段也各不一样，还会随着我们的人生阶段发生变化。经血也不只是血而已！实际上，我们在月经期排出体外的是增厚的子宫内膜，也就是我们子宫的内壁组织。我们子宫内膜本身的血细胞和组织细胞也会通过月经排出，阴道黏液和其他液体也在其中。

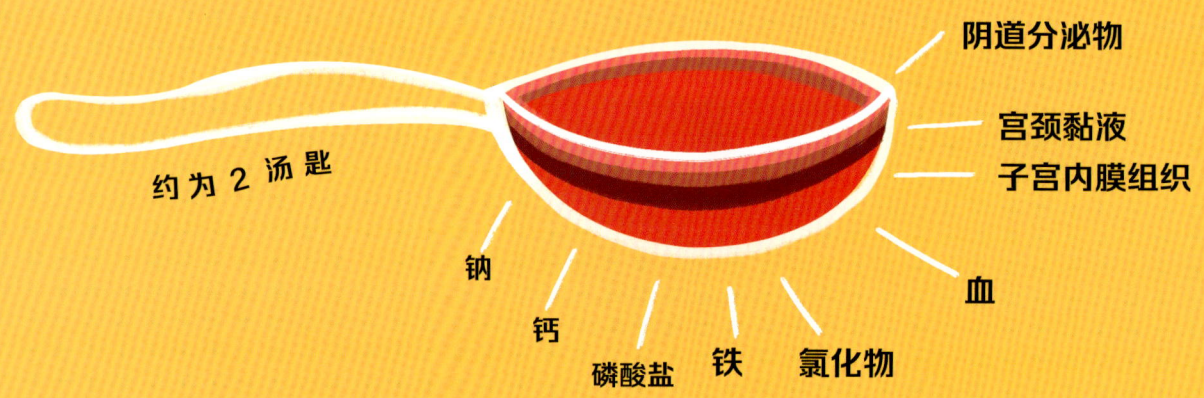

约为 2 汤匙

阴道分泌物
宫颈黏液
子宫内膜组织
血
氯化物
铁
磷酸盐
钙
钠

经血的颜色和质地有许多种，可以是深红色、粉红色或鲜红色，也可能略带棕色。经血可能很浓也可能很淡。有的人来月经时感觉血的流速很快，有的人则感觉很慢。还有些人可能会在月经正式来潮之前的几天就看到淡淡的血点，或是粉红色的水样液体。

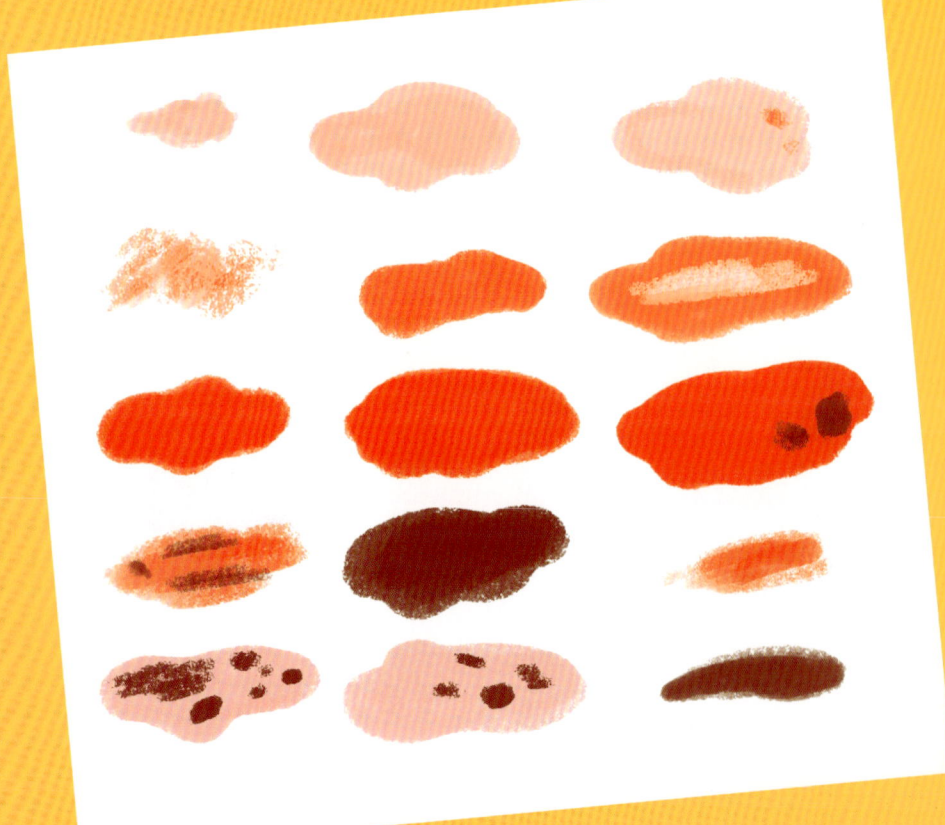

我的血会流完吗?

如果忽然看到很多血,有些人可能会感到恐慌。因为我们的大脑在进化过程中已逐渐发展出了保护自己的本能,而出血往往意味着我们受到了伤害,但经血其实并不说明你受伤了,这其实是子宫内膜在排出,是子宫为受精卵创造出了一个安全又舒适的场所。在你看到经血的时候,不要忘记这一点,这能帮你更好地保持镇定!

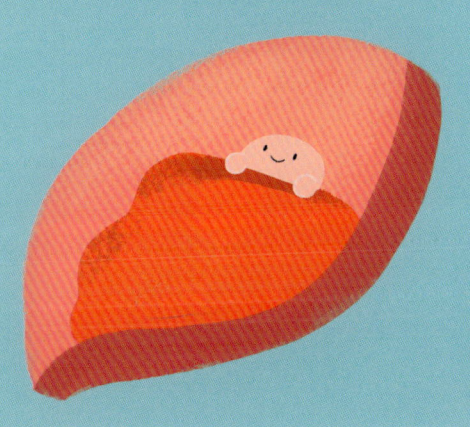

血块

你的经血有时候也会凝结成块,在经血量较多或周期较长的情况下更是如此。血块一般比较厚重,和你的指尖差不多大小。在你每一次的经血中,可能都会混杂着一个或多个血块。这些血块看起来有点像果酱或果冻,颜色呈暗红色或黑色。但如果你用厕所的卷纸按压血块,会发现它其实是红色。这是因为,如果血细胞以很快的速度变稠,就会形成血块。因为血细胞太多,所以血块看起来都是深色的。你在经期看到血块时可能会很惊讶,但一般情况下你都无需为此担心。

我的故事

最开始的时候,我觉得自己看到的血块和肝脏碎片特别相似,我还以为我的肝脏从子宫里掉出来了!(别担心,这是不可能的事,根本不会发生。)后来我才开始觉得,其实血块看起来也挺酷的呢!

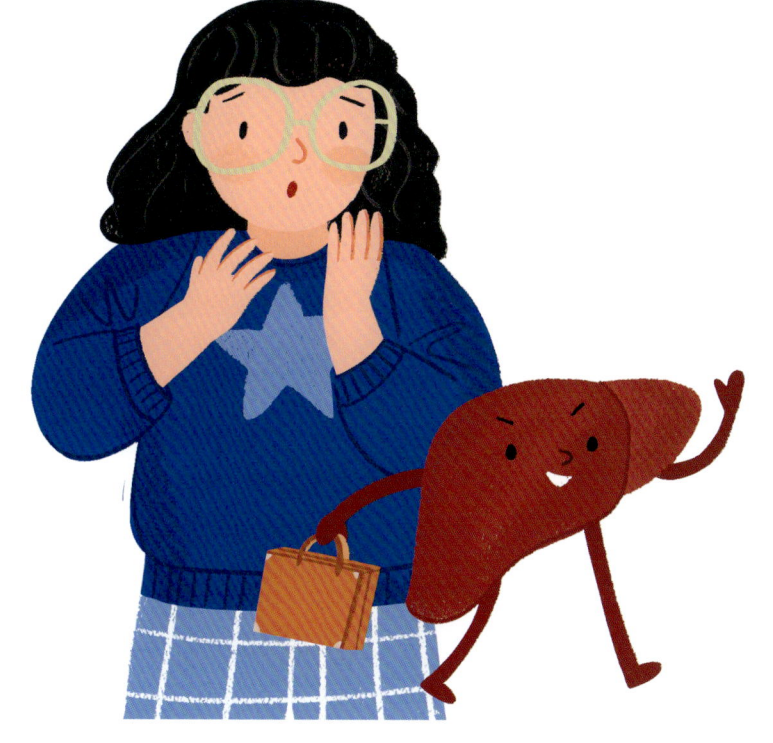

月经管理

月经管理

来月经是什么感觉？

如果我告诉你，每个人在不同的时期来月经都会有不同的感受，我想你应该不会对这个答案表示惊讶吧！不论如何，我还是会尝试着给出描述，因为如果我们可以讨论经期的感受，并且相互比较，那就能更加了解其他人都有过怎样的经历了。如果你自己或其他朋友在经期有严重的不适感，那你们也能从这样的交流中找到一些解决方案。

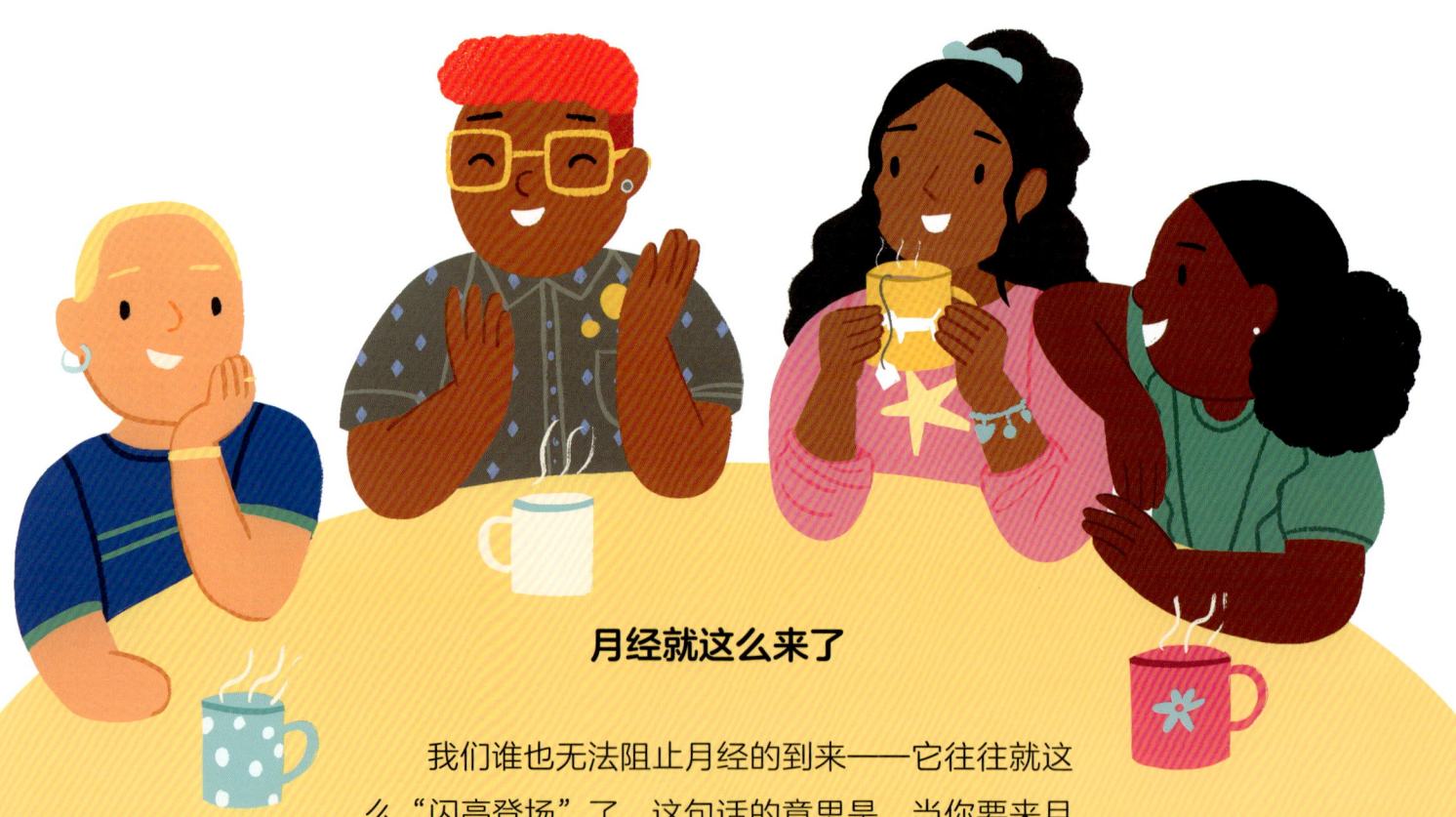

月经就这么来了

我们谁也无法阻止月经的到来——它往往就这么"闪亮登场"了。这句话的意思是，当你要来月经了，你不会像要小便或是大便时一样感觉"我得赶紧去厕所"。有时你甚至对月经的到来毫无预感。你只会在内裤、厕所卷纸或是马桶里发现血迹，由此才知道自己来月经了。经血往往是以很慢的速度流出来的，而且每一次流出的量也不多，所以你的确不怎么会注意到月经的到来。

但在某些时候,你又确实能觉察到月经的来临。如果你某一天的月经量很大,或是刚去床上躺下就来了月经,那你就会有明显的感觉。当你早上醒来,然后下床活动,或者只是在久坐之后从椅子上站起来时,你可能会感觉外阴那里有一种奇怪的坠重感。我总是把这称作一种"飞流直下"的感觉,很多朋友都会被逗得哈哈大笑。这种感觉真的就像是一下子有很多黏黏糊糊的东西从阴道里一泻而出,跑去厕所就能看到经血已经流出来了。但你并不会觉得疼痛,我还一直觉得这种感觉很有意思呢!

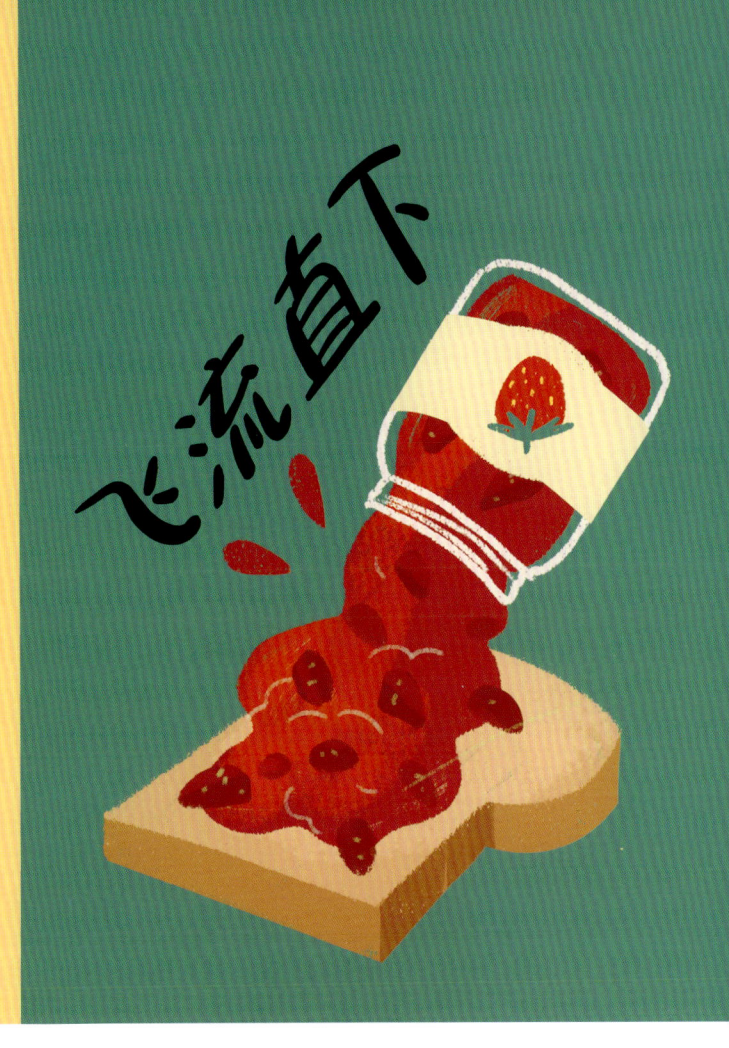

飞流直下

其他变化

你知道吗?月经周期也会引起身体其他部位的变化。你可能会在排卵后感觉胸部又胀又重,或是有点酸痛,医生通常称之为"乳房胀痛"。这些感觉都是激素变化引起的,说明你的月经周期已经又进入了新的阶段。你可能还会发现,每到周期的某个特定阶段,你的皮肤会冒出小痘痘,可能变得更油腻,也可能更干燥。这些情况每次都会在同样的时间节点出现。如果你能了解自己经常出现的那些状况,就能更好地辨别出自己正处于月经周期的哪个阶段,也能有意识地坚持日常的护肤步骤。

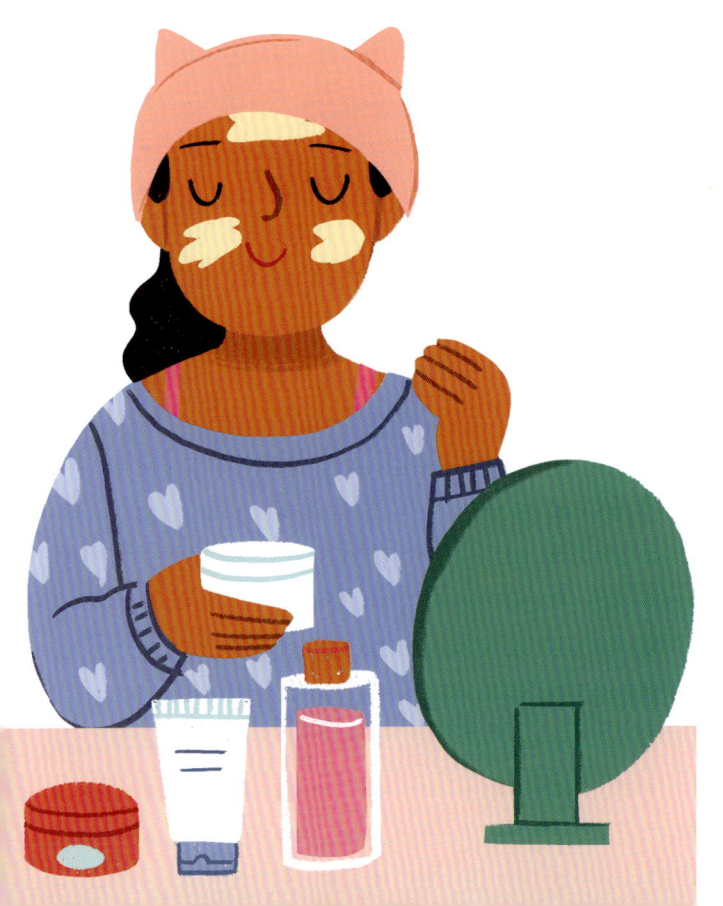

月经管理

以自己的方式来面对经期痉挛

有时你的确会在来月经的时候感觉疼痛，腹部会有一阵阵的痉挛。那是因为子宫的肌肉在努力把经血从身体里挤压出来，所以才会产生这种感觉。这时你会感觉肚脐和膀胱下方都受到了挤压，而且会有一种紧绷感。

你的子宫是在一些肌肉和神经的驱动之下才会出现痉挛的，而其他一些器官也都距离很近，所以你的外阴、大腿或背部下方也可能一起感觉到疼痛。并且你还可能会消化不良，甚至可能排出大量的大便，因为月经期初期的激素也可能影响你的排便情况。运动、跳舞或按摩都能帮你缓解月经期的痉挛，这都是切实有效的办法。你也可以试试一些保暖措施，但在使用热水袋或保暖贴的时候一定要确保安全。

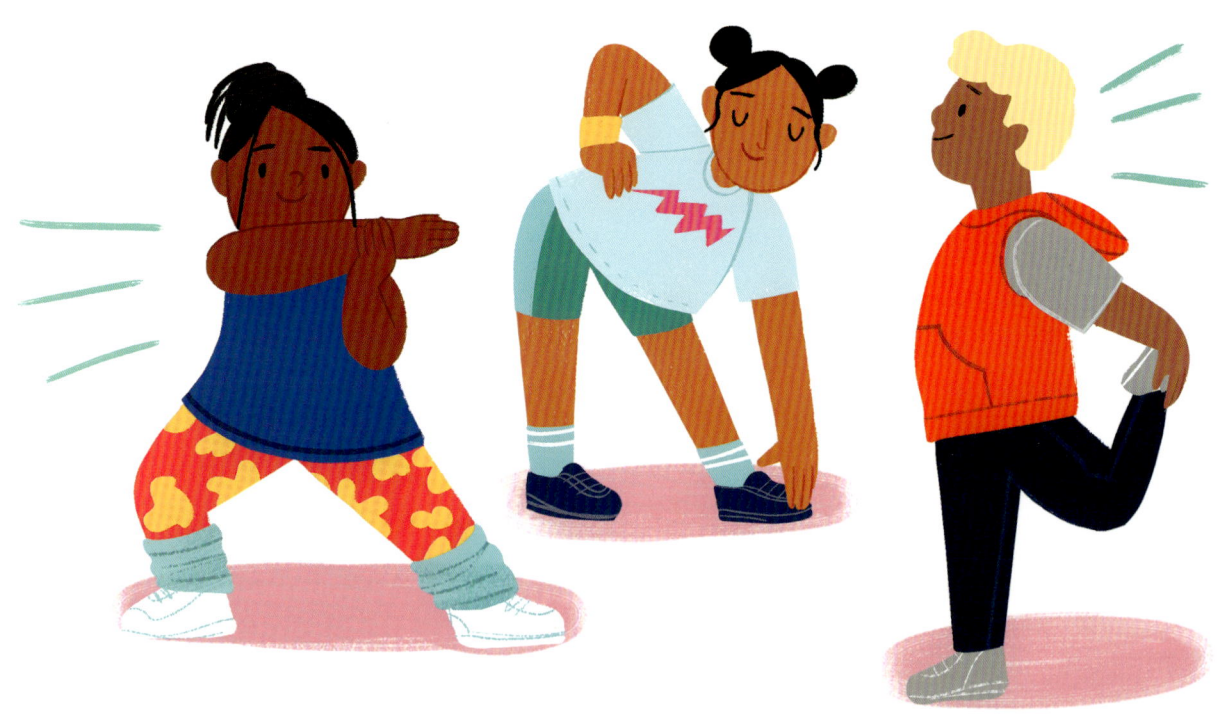

你知道吗？就算不处于月经期的时候也可能会有痉挛感。有些人可能会在排卵时感觉卵巢处有轻微的刺痛，就像是某一侧的卵巢被针尖轻轻刺着一般。这就是人们所说的"经间期痛"，对应的德语词汇是"mittelschmerz"，就是"中间时期疼痛"的意思。

情绪变化

在来月经之前的那几天,你可能会感觉自己格外悲伤或疲惫,也可能特别紧张,或是很容易兴奋起来。如果你明明已经有了这些感觉,但又还得一如平常地工作、生活,那你可能会显得有点暴躁或很容易发脾气。这种情况被称作经前紧张综合征(PMT)。

你可以留意自己会在什么时候来月经,然后有计划地呵护自己的情绪,这是处理这种情况的好办法。你可能会在这个阶段变得格外敏感,那你也可以多多提醒自己,这能让你更好地控制情绪。其实,如果你能更好地了解自己的身体在月经周期都发生了哪些变化,这也是控制情绪的重要步骤。你可以试着在来月经的时候写日记,若能这样坚持几个月经周期,你应该就能明白自己在周期的各个阶段都会有何感受。如果的确有一些人或事让你深受困扰,也不要把这一切都归咎于月经——你应该积极主动地解决问题,或是把自己的感受告诉别人!

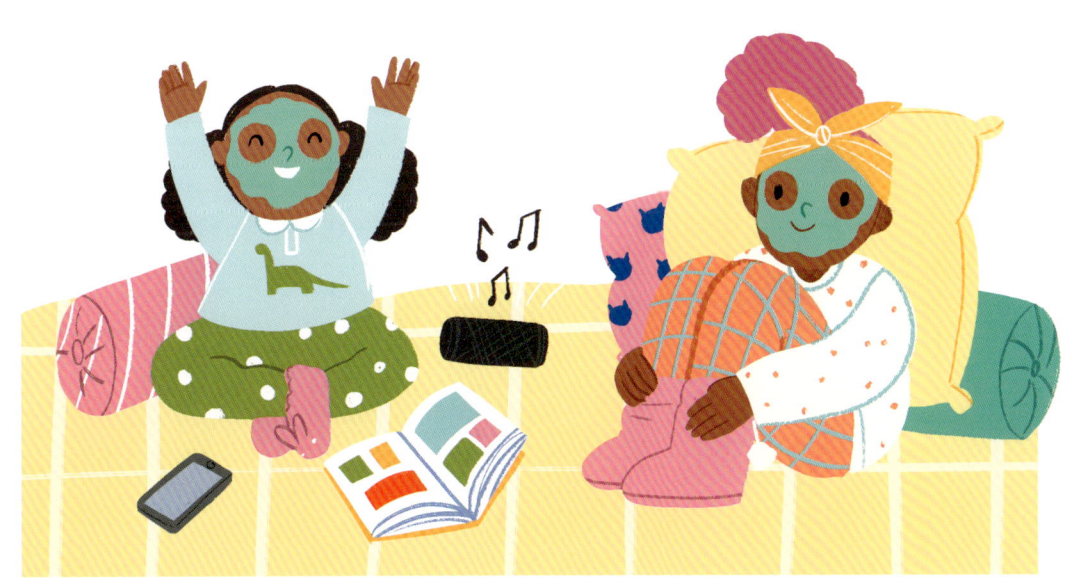

我的故事

其实,很多人都会在来月经之前或刚来月经的时候便秘,或是在这个阶段发现排便变多了。这是很常见的现象,但我以前对此毫无了解,还以为只有我自己有这个问题!后来我终于把这件事告诉了其他朋友,然后发现她们也有类似的情况!现在,我们把这称作"经期便便",这个称呼让我们一听就想笑。

月经管理

把自己的月经周期做成表格

既然我们已经聊到了月经周期的不同阶段,现在你也许已经可以识别出自己当前的阶段了。你可以学着做出自己的月经周期表格,这是月经管理的一部分,也是向着月经自主权迈出的一大步!也就是说,你要在图表中写下自己来月经的时间,还要记下整个生理周期的其他细节。你可以绘制表格,也可以做成图。

你可以采用很多有趣又富有创意的方法来完成这项工作,比如用笔、尺子或圆规来手工绘制自己的月经周期表格,也可以在电脑上制作表格,或是使用软件里的电子表格。你还可以用贴纸或拼贴画来装饰它,自己动手画的插图也很棒,还可以把各种缤纷的色彩都用进去。你可以把这个表格放在架子上,也可以随身携带,或是印成巨幅海报挂在墙上!

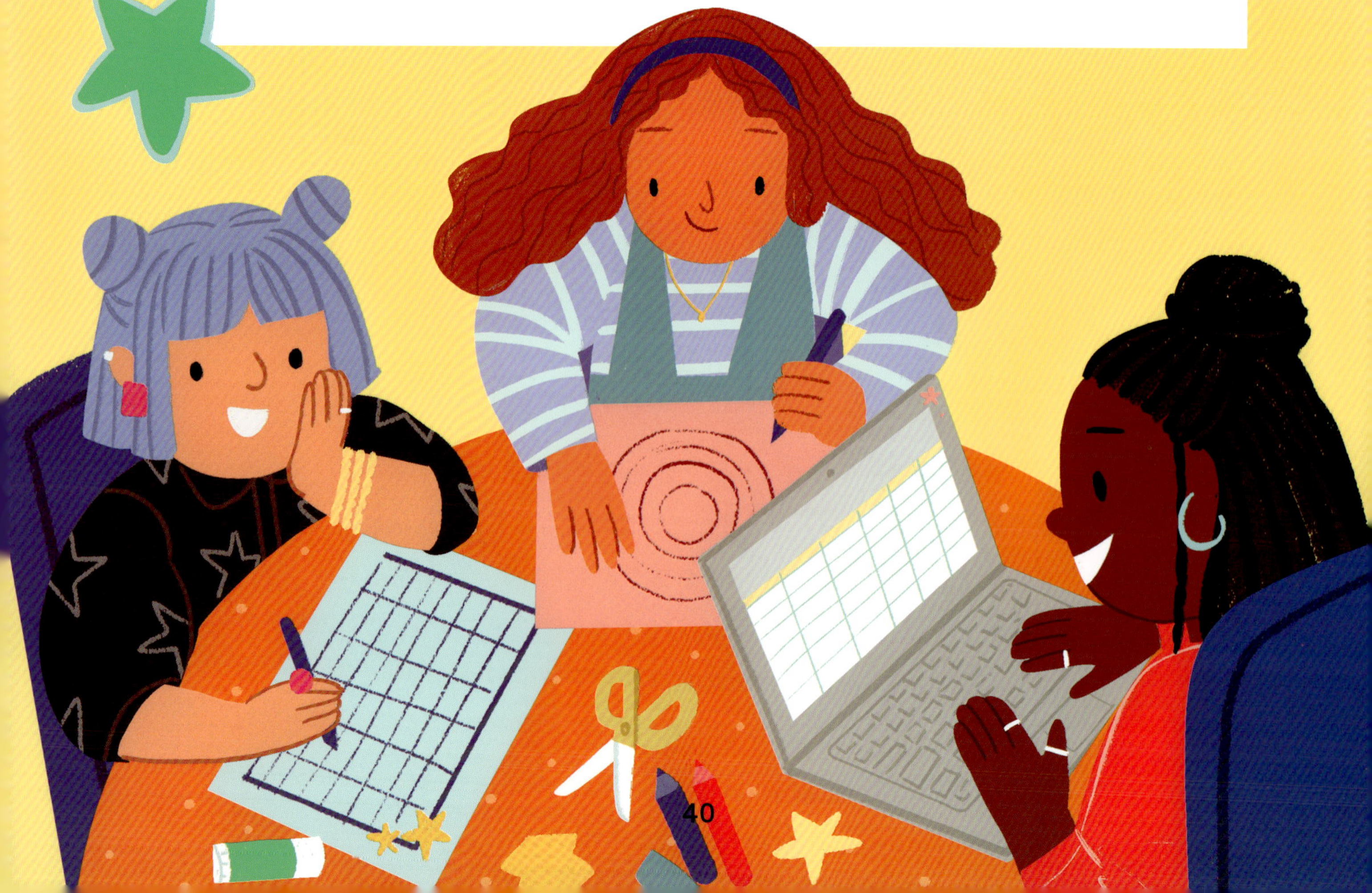

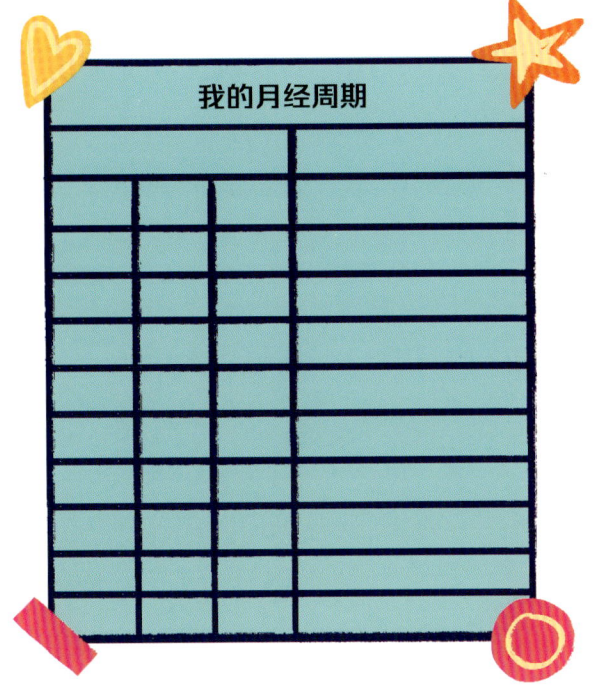

你也许会想制作一列列的表格，把一年的周期记录都放进这个大表里。你也可能会想用圆规来画出圆圈，把每一次月经周期画成一张单独的图。下面列出的这几条信息点可能是最关键的：

月经开始日期

（你这次的月经第一天是哪一天？）

持续时间

（你这次月经持续了多少天？）

月经周期长度

（从这次经期的第一天到下次经期的第一天，间隔了多少天？）

我也建议你记录自己身体的变化、你经历的高压事件、你有过的愉快经历。如果你有出门旅行、身患疾病或是曾经受伤，也最好都能记录下来。你可以每个月都专门分出一格，或是用单独的栏目来记录这些。以上这些事件都可能影响你的月经周期，让你的月经推迟或提早到来。你可以从这些迹象去观察自身的激素变化，也可以每到年末就加上一页或一栏专门记录这些。这是一个好机会，让你能回顾并总结你月经周期数据的平均值，以及你这一年来月经时都有些怎样的感受。

我的故事

以前我只会在作业计划本上留下一个小圆点，以此来标记来月经的日子。但是，我总是过一段时间就再也找不出这些日期了。最后，我做了一份属于自己的月经手工杂志，并且设计得可以持续使用10年之久。我可以通过这种方式来回顾过去，能看到自己的月经周期在这些年来有过怎样的变化。我还能借助这份记录来看看生活中是否有什么事件改变了我的月经周期。我把这些细节都写下来之后，发现自己面对月经周期更得心应手了。

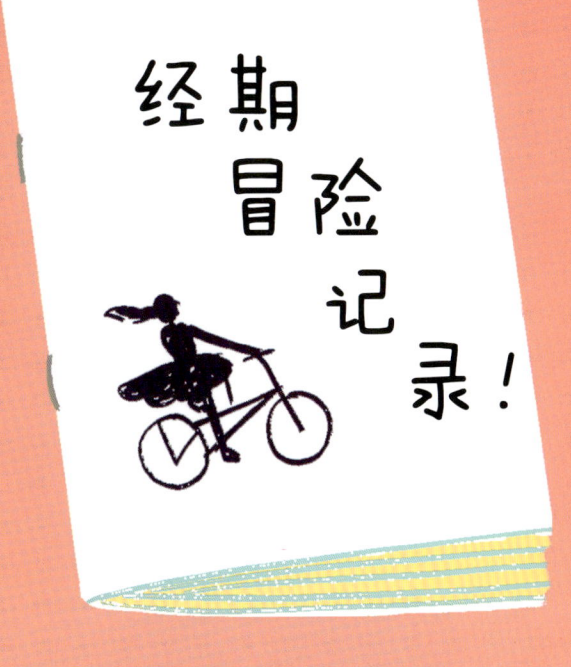

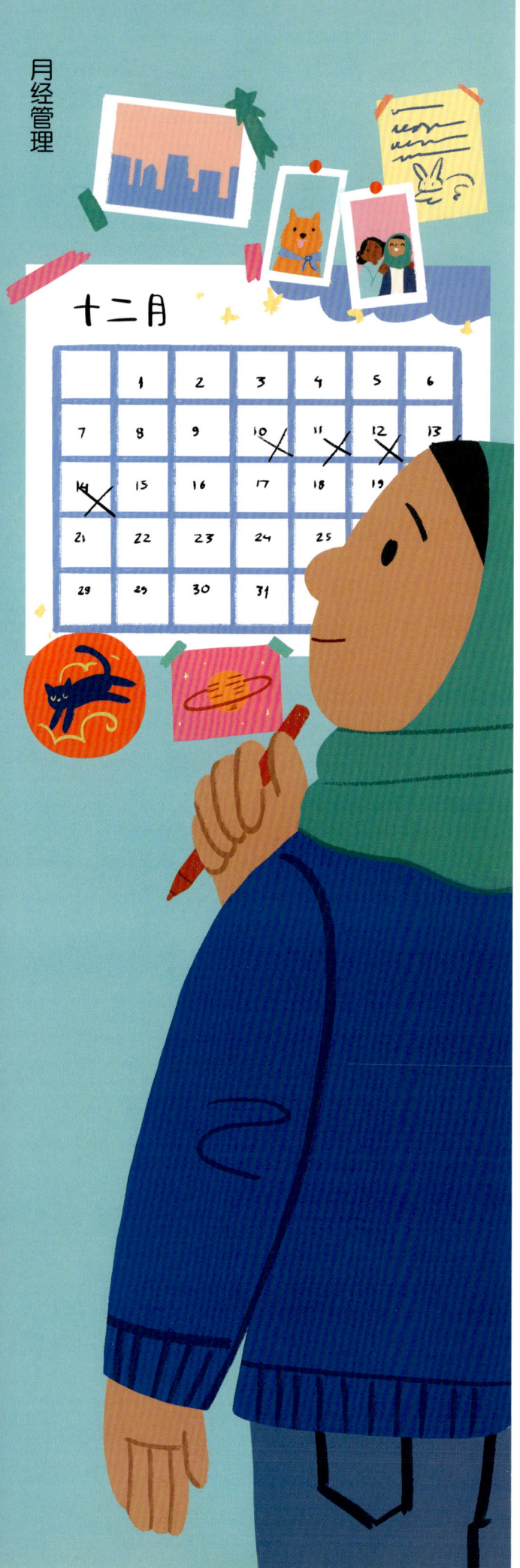

月经管理

简单点儿的方法

如果你不想做图表，那么使用普通的日记本或日历也无妨。日历的设计本来就更便于跟进整个月经周期，而且也留出了空间，方便你记录自己的排卵迹象，以及是否出现了经前紧张综合征的症状。但一定要记得，在这一年接近尾声的时候不要把日历扔掉——或者，你也可以再把自己的数据多抄写一份，妥善保存下来。

乍一听好像我们的工作量挺大，你也许担心自己哪次会忘了记录。但是这其实是一个很有趣的过程，也是个很健康的习惯！如果医生问你月经是否规律，这些记录也能派上用场。有些成年人会在某个时间点开始考虑要生育自己的孩子，然后便会使用自己专属的图表。

> 每年都有12个月，你可能会希望自己一年下来也能有12次月经周期。但其实这取决于你每一次的月经周期有多长，而你在一年之中可能会有11~16个完整的月经周期，每个月来月经的日期也不会完全一致。

使用手机应用程序

有很多款手机应用程序都能帮你追踪自己的月经周期。你可以轻松记录这些信息，留待日后翻看。而且你能挖掘出自己的周期数据里那些有意思的细节，应用程序的运行速度比你自己手动计算可要快得多。现在很多应用程序都是面向青少年设计的，但你还是要在获得监护人的允许后才能下载并使用哦！

这些应用程序的确实用，但也并非毫无缺点。很多程序的发布方其实都是那些销售月经产品的公司，所以这些程序正是他们向新客户做广告的方式。还有一些应用程序会把你的数据贩卖出去，购买方也是那些想要优化广告营销手段的公司。这么一来，你自己的月经自主权就受到了威胁，因为他们在对你的经期信息虎视眈眈！

如果你决定使用某一款应用程序，不论是在现在还是未来，都请选择具备以下特点的应用程序：

✓ 能公开对用户数据的处理方式

✓ 经由月经方面的专家推荐

✓ 专为青少年设计，或是注重用户的隐私和安全

✓ 包容性强，易于浏览，界面丰富多彩，能让你以多种方式来追踪信息

如果某个应用程序具备以下特点，那就一定不要使用：

✗ 由具体某个月经用品的公司赞助

✗ 避而不谈将会如何处理用户的个人信息

✗ 专为成年人设计

✗ 像社交媒体一样，只想诱导你发布照片或引导你和其他会员聊天

✗ 充满了刻板印象，比如默认用户一定喜欢某个颜色

月经管理

关于分泌物，你需要了解什么？

我们在前面已经介绍了月经期间排出的经血是怎么一回事，但你在生理周期可能还会分泌其他液体。这些分泌物可能会出现在你的内裤上，也可能沾到你的手指上或是厕所卷纸上。你可能会好奇，这都是些什么物质？其实这全都是各种各样的分泌物，是我们的生殖系统分泌了这些液体和物质。

健康状态下的分泌物

分泌物有许多种类。它们可能看起来差不多，但其实是由身体的不同部位产生，分泌的时间和目的也各不相同。比如，位于阴道和尿道入口附近的腺体分泌液体，是为了润滑阴道和尿道，并帮它们保持清洁和舒适。

有时你体内的腺体还会分泌另一种液体，主要是为了润滑阴道壁，让这里保持光滑和湿润。当你感觉自己很有魅力，或是兴奋时，这类液体就会出现。

宫颈上也有黏液，并且在月经周期的不同阶段还会发生变化。在排卵之前，宫颈黏液看起来和生鸡蛋的蛋清很像，呈透明黏液状，而且很有弹性。这些黏液的作用就像是搭起一个小梯子，帮助精子找到卵子，然后成功受精。

在进入青春期之后，激素变化会让你比以前更容易出汗，而位于外阴和臀部附近的汗腺也是如此。如果你运动量很大，或是在温暖的地方坐了太久，你可能会感觉自己内裤上全都是汗。

与此同时，你可能还会注意到，某条内裤在穿了很久以后，中间部分的面料会褪色，或是看起来像是被漂白过一样。这也是完全正常的现象，因为你的阴道分泌液本来就呈微酸性，所以健康情况下分泌的液体本来就会让裆部面料褪色。你没有任何问题，你的内裤也没问题！

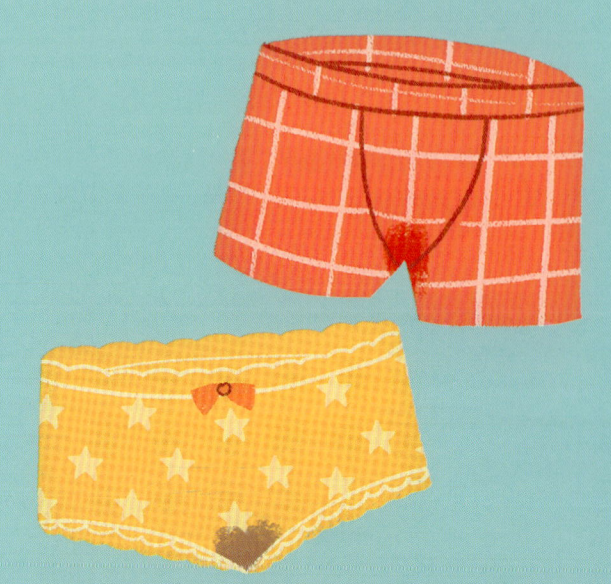

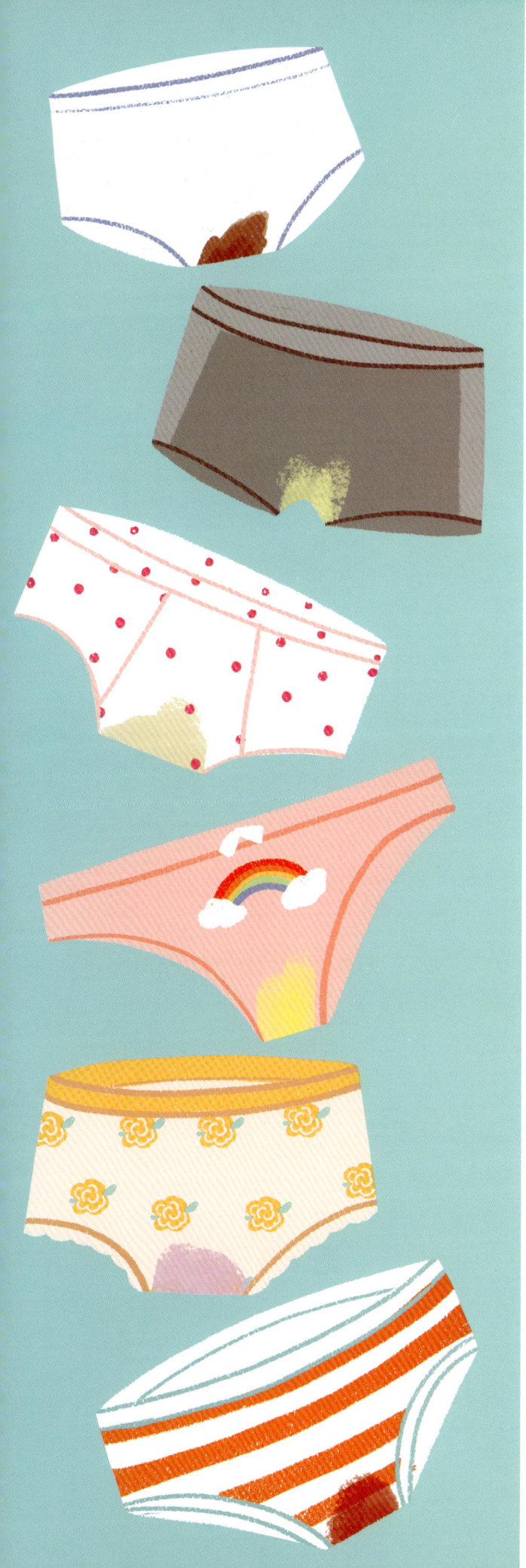

不健康时的分泌物

人体内存在各种细菌,而身体则一直在努力使菌群保持一种健康的平衡状态。如果分泌物显示你的健康出了问题,这说明某些类型的菌群数量可能出现了失衡,继而引发了感染。

阴道真菌感染是由引起鹅口疮的念珠菌引起的,这是一种常见疾病。如果阴道内的菌群平衡被打破,就可能出现这种情况。如果使用肥皂清洗了外阴,或是穿了过于紧身的内裤,也可能会引发这种疾病。这种感染会让患者感觉很痒,也可能会产生疼痛感,还会出现比较黏稠的分泌物,看起来有点像茅屋奶酪[1]。菌群失衡还可能引发细菌性阴道炎,分泌物色泽多为灰色,呈水状,有时还会产生异味。

性传播感染的疾病

性传播感染的疾病在英文中通常被统称为"STI",是指因为性行为而传播的疾病。患者分泌物的气味、颜色或质地可能会发生变化,同时还伴有疼痛、出血或瘙痒等症状。在发生性行为之前,可以先找到你的全科医生或诊所去做咨询。大多数性传播疾病都有相应的治疗措施,而且在更安全的性行为中也可以预防。

---

[1] 茅屋奶酪(cottage cheese)是一种奶酪,外表为白色,形状较为松散,略带酸味。

月经管理

如果月经让你感觉很痛苦

血压或心率都能反映出你的整体健康状况，你的月经也一样。如果你发现自己的月经出现了异常情况，这可能说明你的身体出状况了。有些月经相关的症状很普遍，而有些则更加少见。如果你感觉不对劲或是有了疼痛感，就需要去咨询医生。哪怕你在清单上找不到自己的症状，也要记得求助。

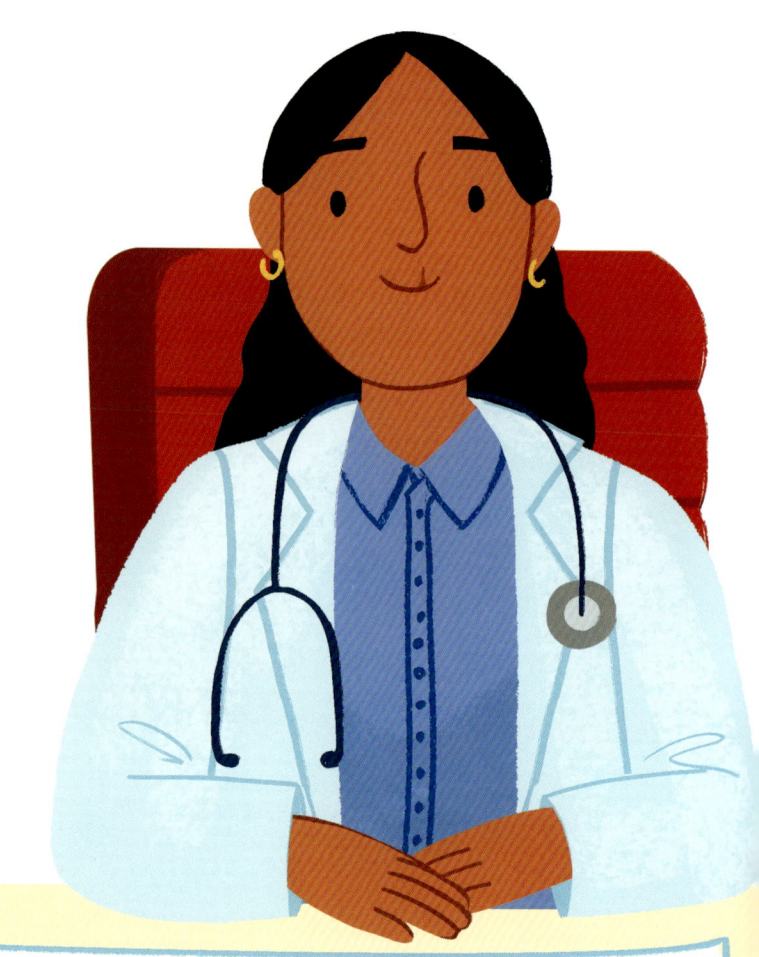

我的月经怎么不见了？

有些人不到 9 岁就出现了青春期的发育特征，有些人则在本应是生育期的年龄就进入了更年期。但对于大多数人来说，如果你的月经周期开始变得不规律，或是出现了几个月都不来月经的情况，背后可能有很多原因。你可能是压力太大，也可能是得了什么疾病、经历了什么创伤，或是激素出了状况，也可能是饮食和运动的习惯都发生了巨大改变。如果你有性生活，那么停经也可能是因为你怀孕了。

体外的疼痛感

你可能会感觉外阴或阴道有疼痛感，这可能是一种很紧绷的感觉，伴有瘙痒或肿胀感，以及小便时的灼烧感。这些症状都说明你可能感染或是受伤了，你可以找医生问诊，找出原因。

体内的疼痛感

如果你因为经期痉挛而产生恶心甚至头晕的感觉，那就应该去看医生；如果你正处于两次月经的间隔时间内，还感觉骨盆或下背部有疼痛感，那么不论这是剧痛还是钝痛，你都得去看医生才行。

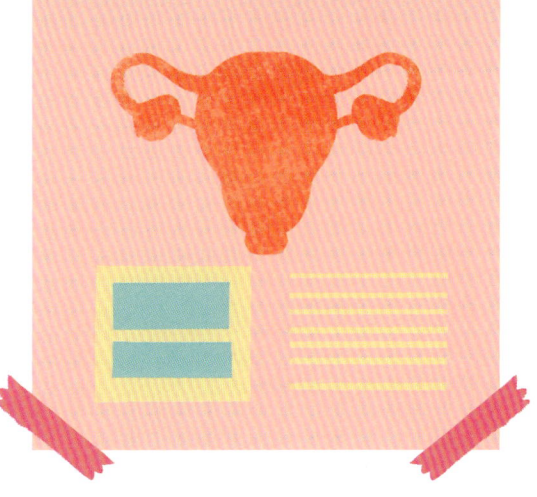

这里有一些重要知识，需要你来了解……

女性生殖器切割（有时在英文中会用"FGC"来代称）是几类手术的统称，指的是通过手术的方式来改变外阴形状或感觉。在某些地区，这是一种传统习俗；但在大部分地区，这种手术都是非法的。切割之后会留下疤痕，有时会让女性感觉疼痛，或是完全失去感觉，还可能会改变经血从阴道流出的方式。如果你自己或是其他认识的人涉及这种情况，可以请一位专科医生来提供专业的帮助。

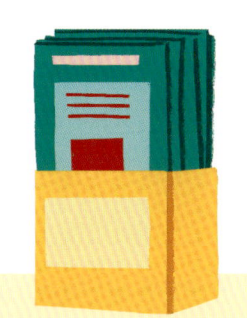

问题出在哪里？

还有一些其他疾病可能会以上述症状的形式表现出来，但有一些疾病的确诊难度更大，比如子宫内膜异位症和多囊卵巢综合征（PCOS）。此外还有经前焦虑症（PMDD），这会导致患者的心理健康水平下降，但这种情况每次都只会在月经周期的某个时间段出现。这些都不是常见疾病，但如果你还是担心的话，不妨放下顾虑，带着这些疾病的名称去咨询医生吧！

理性看待这一切

未成年人一般不会患上跟生殖系统相关的癌症，即便发生也是罕见的情况。但我们还是有必要知道以后要如何咨询相关问题。有些人觉得很难把癌症和月经放到一起讨论，但也不要让这一点阻碍你寻求帮助。除了我们已经在上文提过的症状外，如果你在非经期的时间出血，那也应该果断去看医生。

月经管理

向他人求助

月经其实只是我们生活中一个普通的组成部分。你可能会出现一些情绪上的变化，也可能有那么一两天会出现经期痉挛，或是有几天血量比较大，但往后几天就会减少。这些都是很正常的现象。但你也可能遇到其他一些并不常见的症状，那你就没必要一直默默忍耐。如果月经出现了异常，有时也可能是身体有了其他状况的征兆。所以，如果你发现了任何不对劲，都一定要记得去咨询家长或医生。

我们一想到自己可能生病了，也许就会陷入焦虑之中。当你不知道自己究竟是哪里出了问题，但又只是有一点感觉不对劲的时候，焦虑情绪则可能更加严重。其实有些疾病治疗起来是很容易的，其他和月经相关的问题也并不棘手。但是，这些状况可能很难被人们发现。大家有时候都不太愿意讨论月经相关的话题，甚至家长和医生都是如此。我们对某些问题的了解还很有限，这也是因为还没有人彻底研究过。但以上种种都不是理由，你不该默默忍受痛苦！你完全可以让自己好受一些。

该如何开口呢？

你得找到一位自己信赖的成年人去诉说经期的烦恼，或是和朋友对比一下你们和月经有关的经历，不过这些都可能让你感觉很紧张。我在下面给你列出了一些开场白，也许可以帮你轻松地开启一场对话。你可以在和密友或亲人相聚的时候试着实践一下。

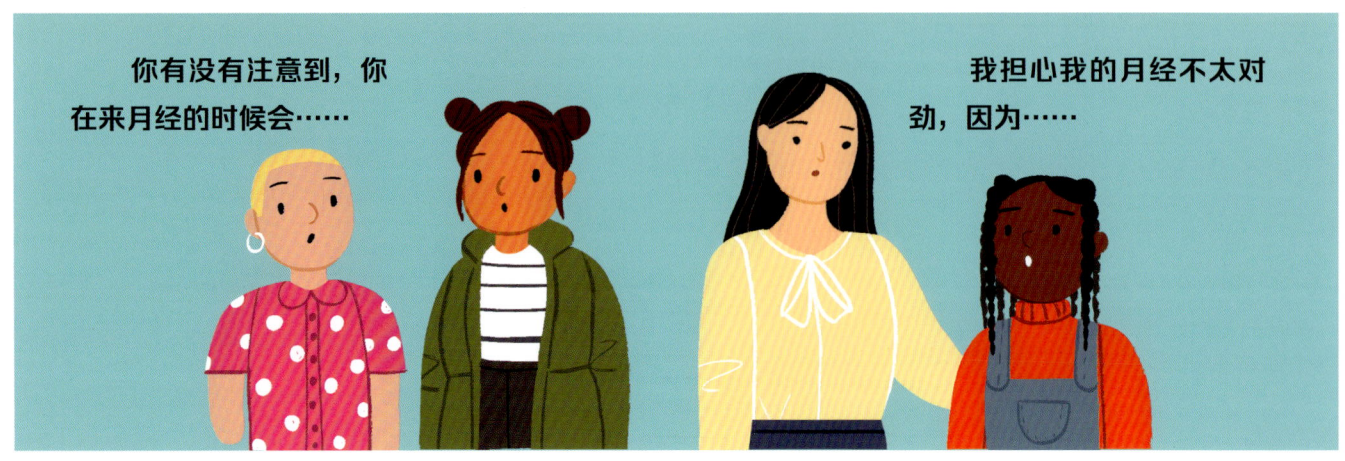

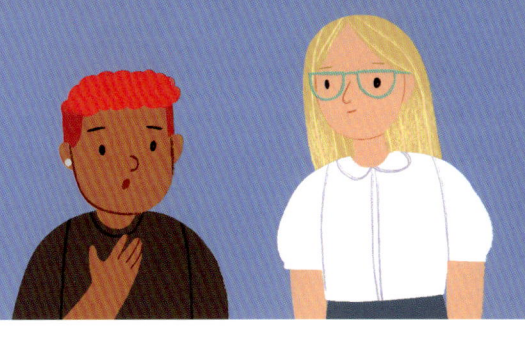

我发现我现在月经不太规律，但我不知道为什么会变成这样。

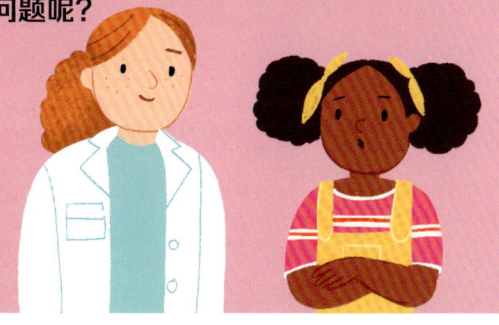

我总会在月经周期的同一个时间节点感觉很痛，每个月都是如此。我要怎样才能知道是哪里出了问题呢？

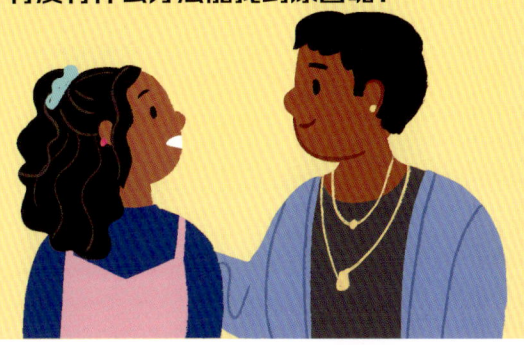

我的经期血量总是很大，不知道该怎么办才好。有没有什么办法能找到原因呢？

我到现在还没来过月经，但我觉得我已经到年龄了。我们能不能找找原因？

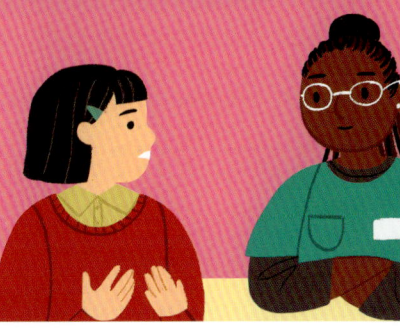

我感觉我的月经一直有些不正常，我们能预约去看医生吗？

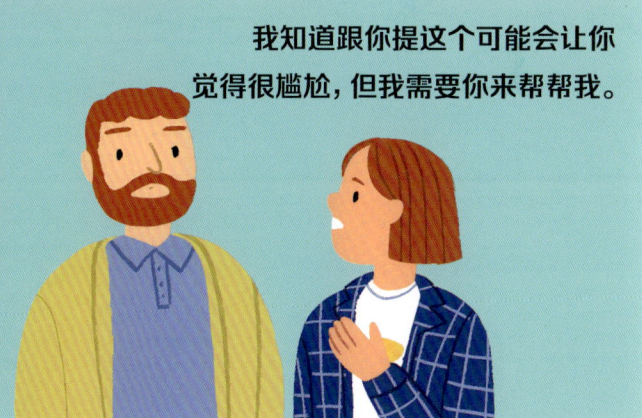

我知道跟你提这个可能会让你觉得很尴尬，但我需要你来帮帮我。

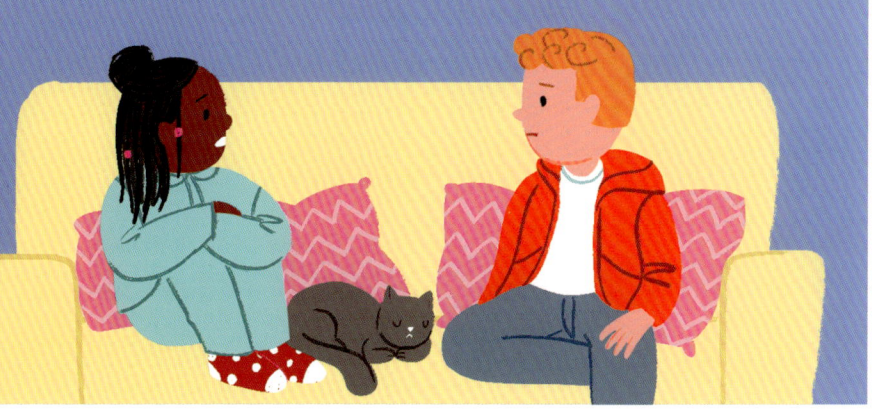

我总会在来月经之前心情沮丧，感觉又焦虑又易怒，这已经影响到了我的正常生活。我想知道究竟是哪里出了问题，我又要怎样才能改变现状？

月经管理

如何在经期保持健康

月经对你的食欲、精力和皮肤状态都有影响。如果我们遇到了问题，重点就是要制定计划来解决问题。同理，我们也需要了解哪些生活习惯能帮我们在经期保持健康。

保持运动

平时我们应该定期拉伸身体或是做些强化核心肌肉的运动，这对每个人来说都大有裨益。如果你正处在经期，这类运动也正好能缓解你在经期的痉挛。如果你能有规律地锻炼，你的情绪以及精神状态、睡眠模式都能有所改善，总体健康状况也会更好。不论你处在月经周期的哪个阶段，这样做都准没错。可如果你的运动模式忽然发生改变，这也可能会导致你的月经周期也随之改变，甚至还会几个月都不来月经。

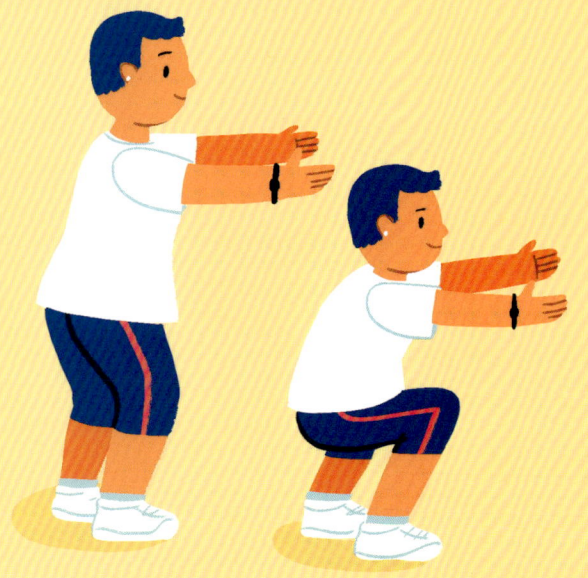

健康饮食

你在马上要来月经的时候可能会很想吃甜食，也会很想摄入盐分、复合碳水化合物，还会渴望那些脂肪含量高的食物。但如果你吃了很多这类食物，可能又会感觉浑身乏力、腹部鼓胀。所以，请一定记得多吃蔬菜、水果，同时也要多喝水。如果你能保持健康的饮食习惯，这能帮你保持稳定的月经周期。如果你的体重骤增或骤减，月经周期都会随之改变，也可能会出现停经的情况，这和运动带来的影响是一样的。

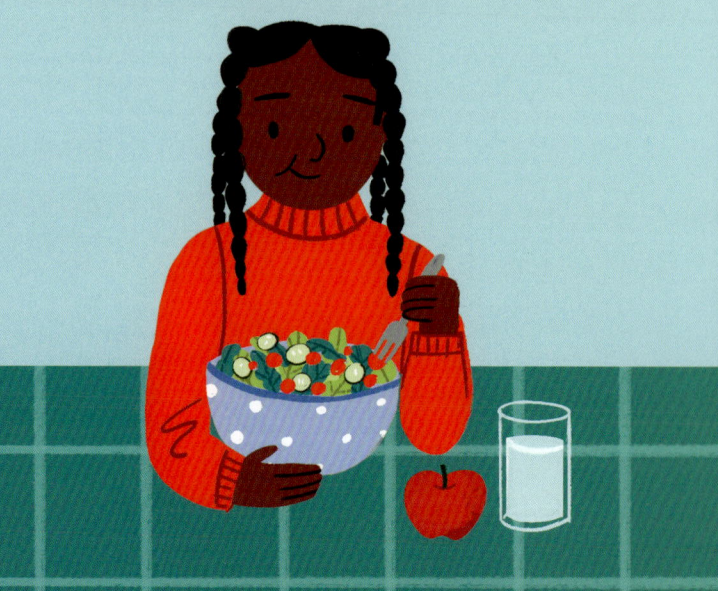

皮肤和毛发

月经周期的不同阶段，激素会随之发生变化，皮肤状况也会随之发生变化。你可能会发现自己长了痘痘，皮肤也可能比平时更油或更干了。你可以根据这些变化来调整自己的护肤程序，这能帮你做好皮肤护理。在清洗外阴内侧或阴道内部时，千万不要使用肥皂、湿巾或其他清洁产品，任何种类的都不要用，因为这样做可能会导致感染。你可以用沐浴露来清洁外面的大阴唇，而你的内部其实有自净功能！

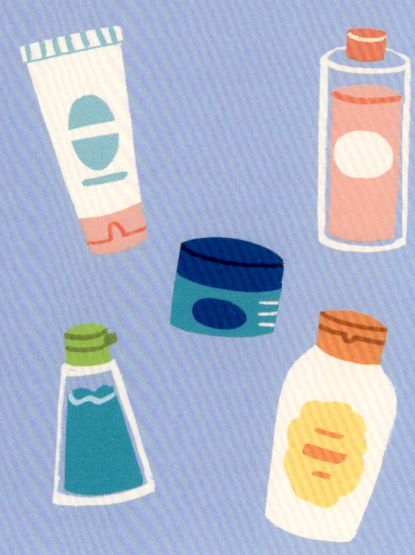

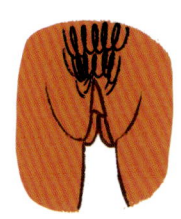

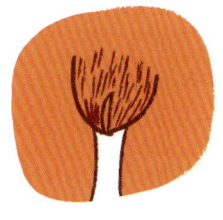

既然我们已经说到了皮肤的话题……你外阴的皮肤颜色可能和腿部、脸部或身体其他部位有所不同。这是正常现象，健康情况下都会这样，如果试图改变外阴的颜色反而会对身体有害。媒体总在传递出一些信息，想让人们对自己外阴的颜色感到不安，你要对这类信息多加小心，谨慎甄别。

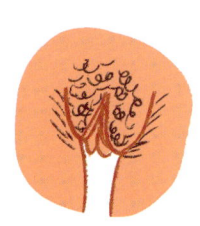

我们的毛发类型和数量都是从父母那里遗传而来，所以每个人的情况都各不相同。有些成年人会选择保留阴毛，也有人会加以修剪，或是完全脱去阴毛。每个地区流行的做法都不一样，这样的风潮也会随时代变化而更迭；有些人会跟随潮流，也有些人选择我行我素。如果某件事情你本来并不想做，那你就不该迫于压力去做。你还要记得的是，我们的阴毛自有其功效。我们身体的这个部位很容易受伤，阴毛可以保护你的阴道，阻挡一些有害的污染物进入。

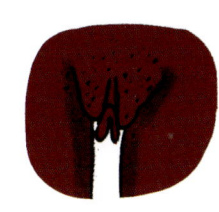

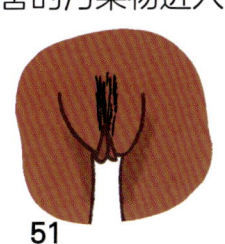

你的盆底肌

如果你的盆底肌很有力量,那你在尿意和便意来袭时就能憋住更长时间,而且性高潮和分娩的体验也会更好。随着我们年龄的增长,盆底的这些肌肉都会逐渐变弱。在某些具体的情况下,骨盆底部还会额外承受压力,比如做了太多蹦床运动、体重增加以及分娩时。如果你想让盆底肌保持良好的工作状态,最好的方法就是持续锻炼这里的肌肉力量!

大部分锻炼盆底肌的方法都要求你挤压这里的肌肉。比如,你是否试过憋尿?挤压盆底肌时的感觉就是那样的。不过,可不要在小便时这样锻炼盆底肌。

你可以试着挤压阴道和会阴的肌肉,使其上提,然后让肌肉保持在上提之后的位置,如此保持 10 秒钟再慢慢放松。(这些上提的动作都发生在你的身体内部,你的身体外部不需要移动。)你也可以尝试快速挤压肌肉 10 次。你可以把这些锻炼的动作重复几次,每天这样练习 3 次——最开始先躺着做,然后再试着坐起来做,最后再换到站立的姿势来做。不出几个月,你的这些肌肉就会变得更有力量。

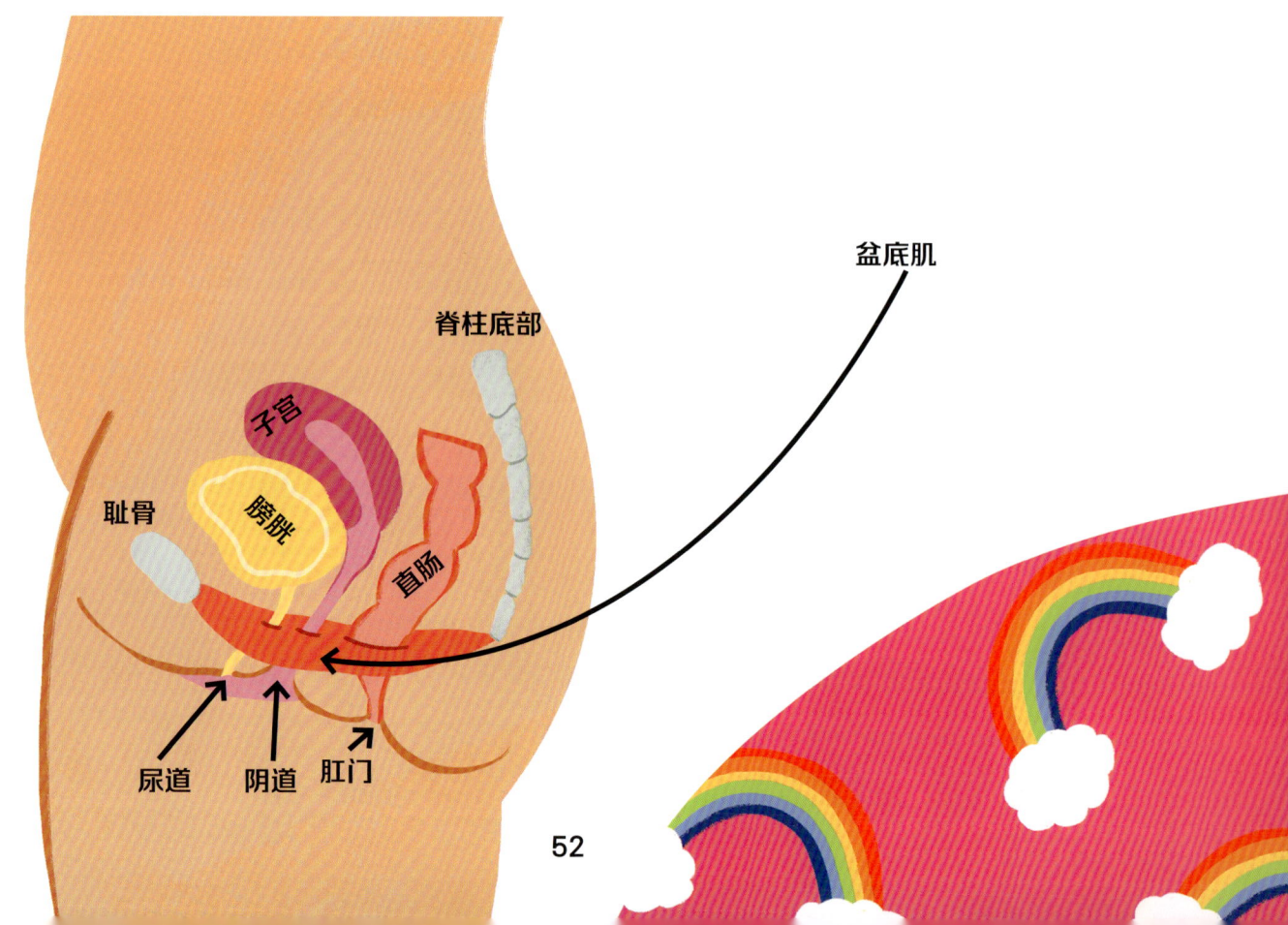

呵护你的宫颈

你的宫颈可能会患上一种特殊的癌症,是由名为人乳头状瘤病毒(HPV)的病毒引起的。如果你在有性生活之前接种了疫苗,就可以预防这种疾病。某些地区的学校也会向学生提供疫苗。如果定期对宫颈做涂片检查,之后也可以得到有效的治疗。在涂片检查中,医生或护士会把一个长长的刷子插入你的阴道,在宫颈处收集一些细胞,细胞样本之后会被送去实验室,看看是否能检测出人乳头状瘤病毒,以及是否有可能发展成癌症。

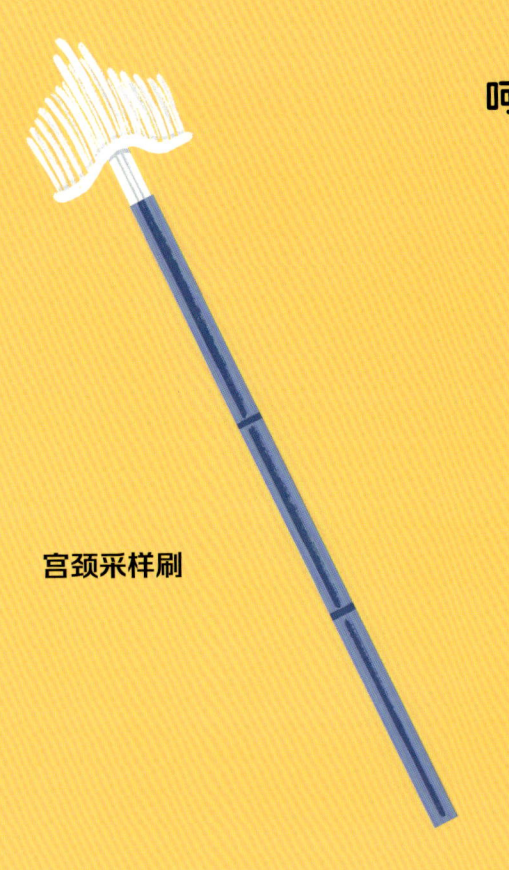

宫颈采样刷

综合考虑各项因素

你肯定是世界上最了解自己身体的人。如果你能毫不尴尬地观察、感受并了解自己的身体状况,你就会知道自己身体在正常状况下是怎样的,也更容易注意到任何变化——不管这些变化是好是坏。你可以想想哪些事让你感觉正常,哪些事看起来没问题,也可以思考哪些商品和日常程序更适合自己。别忘了,美美地睡上一觉对你总是有好处的,不论在月经周期的哪个阶段都是如此!如果你的睡眠习惯发生了改变,也要保证你能花点时间让自己得到充分休息,并且采取措施,让自己的睡眠恢复正常。

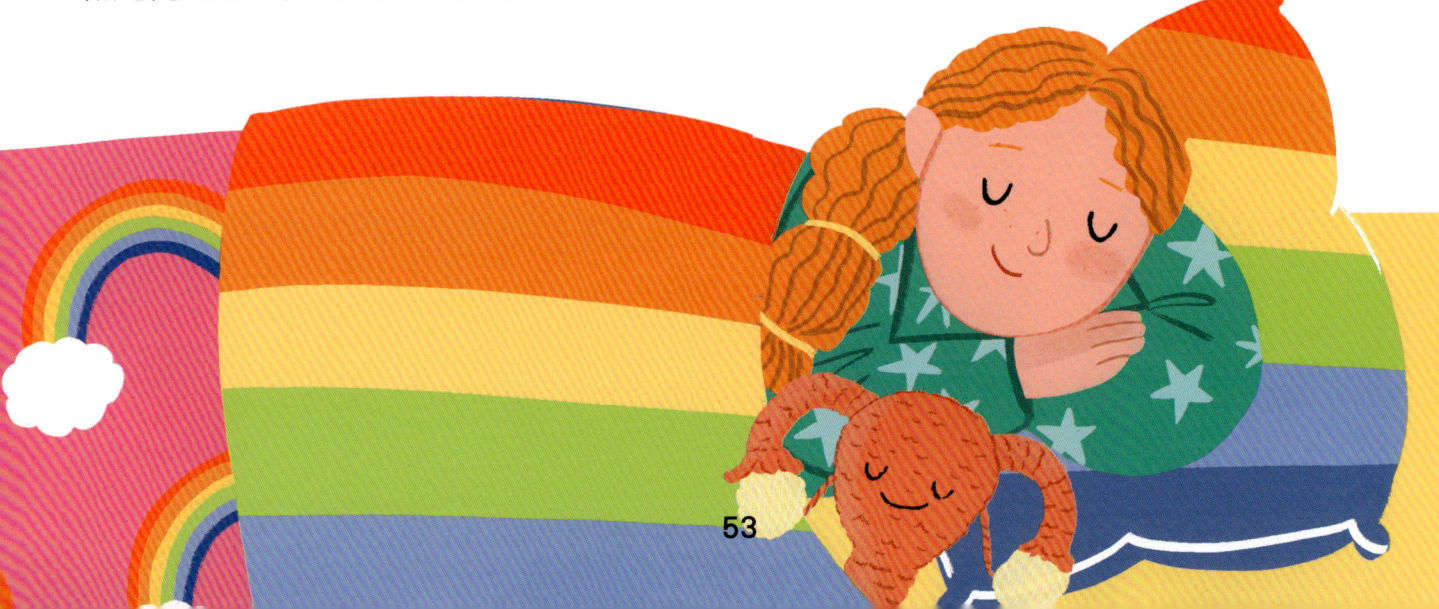

月经管理

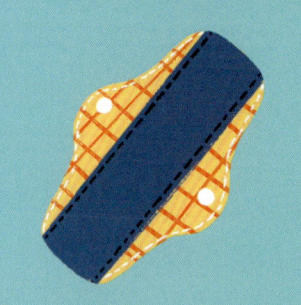 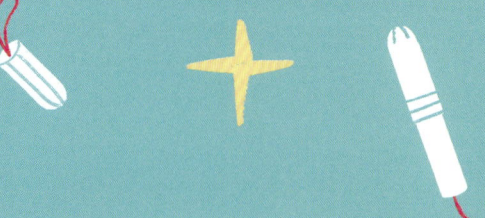 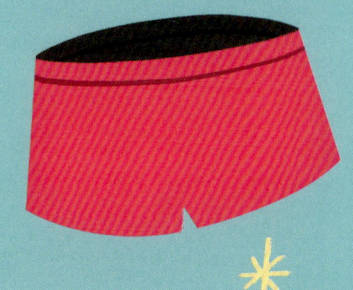

女性经期用品

有很多不同的经期用品可以供你选择。我们在小时候习惯于一直使用自己最初选择的那种产品,但其实还有很多很多选择呢——你甚至还能自己做出一些产品!有些经期用品是内置式的,放在阴道内部;也有一些是外置式的,放在体外使用。有些产品是一次性的,用过一次就要扔掉;还有一些则是可重复使用的,你可以反复使用。

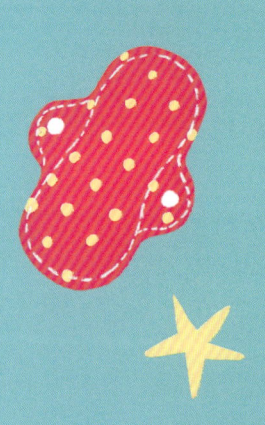 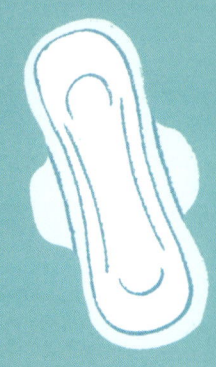

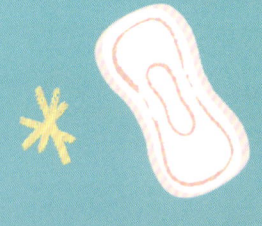  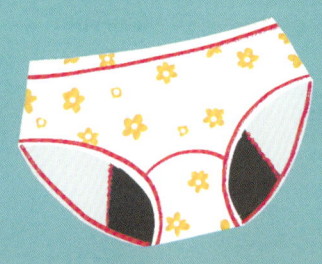 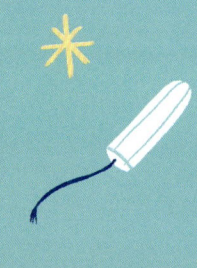 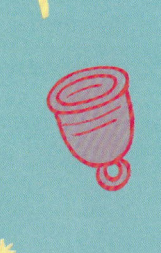

我的故事

在我年龄还小的时候,根本没有人告诉我哪些经期用品是可重复使用的。后来我终于了解到了可重复使用的产品,在试着用了之后便感觉非常懊恼,因为我居然这么晚才了解到它!但也没有气特别久啦!我转而编了一套舞蹈:经期用品曼波舞[1]。我想通过这种有趣的方式来提醒大家,现在的产品多到远超我们的想象!如今的产品种类特别丰富,各类产品也都有了很多改进,我想这是一件值得庆祝的好事!

---

1 曼波舞是古巴的一种拉丁舞,兴起于20世纪30年代,由古巴的音乐家和作曲家阿尔塞·罗德里格斯发明,在哈瓦那发扬光大。

月经裤[1]

有一种内裤是专为经期设计的,俗称"月经裤",裆部有额外的多层面料。这种裤子是外用的生理用品,而且可重复使用。其实月经裤看起来和普通的内裤差不多,不过两腿之间的夹层比较厚。这一部分的顶层面料可以让经血通过,中间层的吸水性很强,而底层的面料则编织得很紧密,经血就不会从底层渗漏出去。

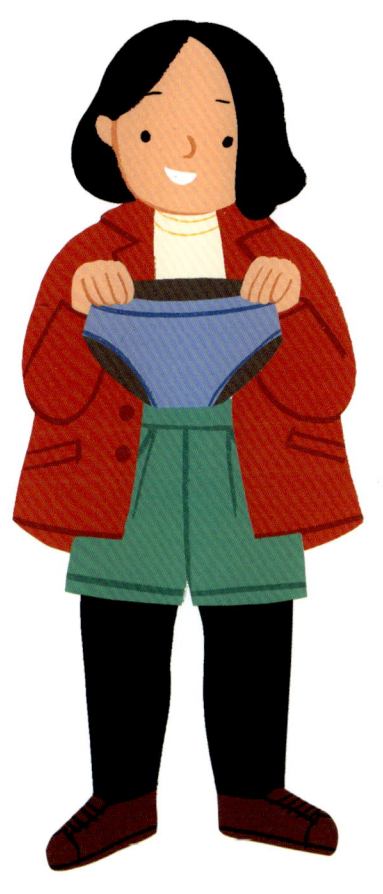

月经裤用起来很简单,某些种类的月经裤比较厚,可以穿8个小时,很适合你穿着去学校一整天,或是穿着过夜。那些较薄的款式则更适合在月经量不多的时候使用,也可以和其他产品搭配使用。你可以在网上购买月经裤,在有些实体商店也可以买到。在不同类型的月经裤中,绝大多数都可以和其他衣物一起洗,但不可以放入滚筒烘干机。总之,你要仔细检查月经裤的标签,确认洗涤方式。

月经裤穿着很舒服也很时尚,使用起来也很简单。但它也有缺点,比如你总是得随身携带一条干净的月经裤,这可能会让你觉得有些累赘。而且,如果你在外面时想要更换月经裤,得把用过的裤子放进一个防漏袋里才行。与普通内裤或其他一次性产品比起来,月经裤也更贵一些。不过,一条月经裤可以用好几年,从长远来看其实会更省钱。而且,月经裤也不会产生那么多垃圾!

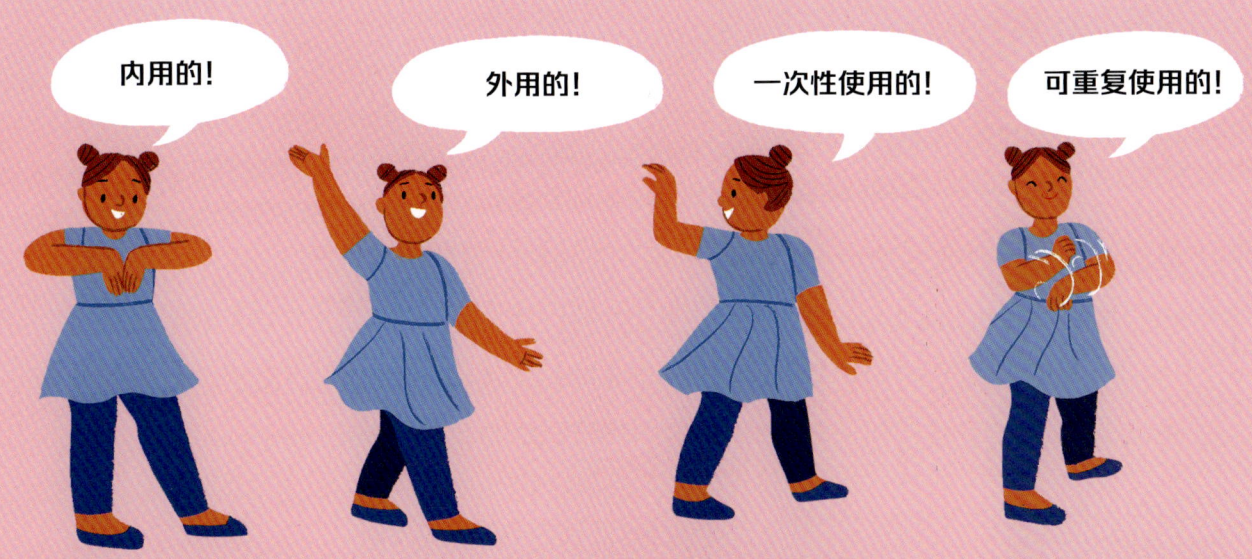

播放你最喜欢的曼波音乐,一起来跳舞吧!

---

[1] 此类产品目前在国内尚不流行。

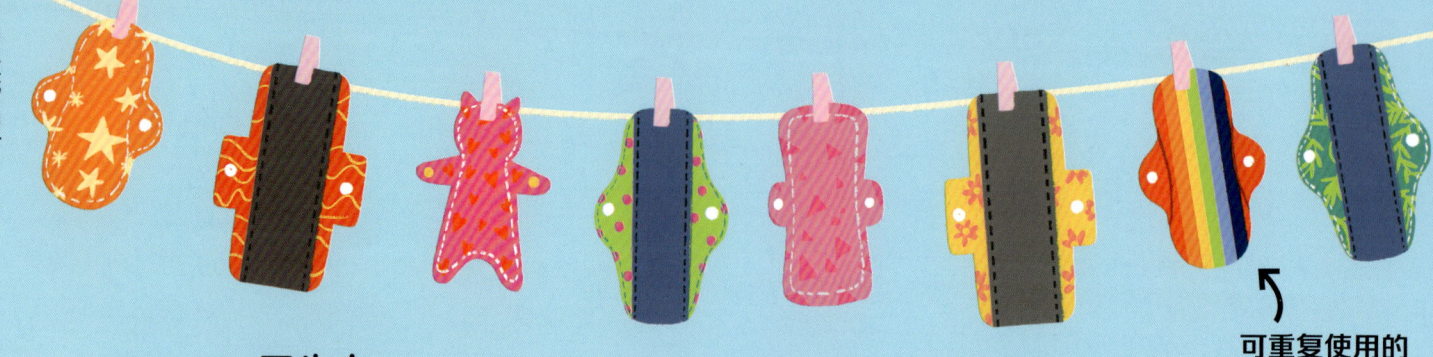

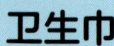
可重复使用的

卫生巾

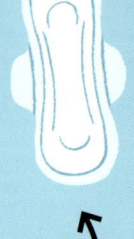

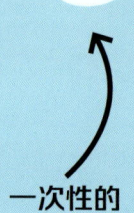
一次性的

还有一种外用的生理用品，那就是卫生巾。有些卫生巾可以重复使用，有些则是一次性的，但它们的用途都一样：覆盖内裤的中间位置，吸收经血。

这两种类型的卫生巾都和月经裤一样，也有很多层。不过它们的尺寸和厚度不同，你可以根据自己的体型和月经量来选择，甚至还能按照不同的内裤款式来选择合适的卫生巾。薄的那种被称为护垫，可以固定在内裤上，甚至窄到只能覆盖到两侧阴唇。那些厚款以及夜用款的卫生巾则比较宽，这样在你躺着的时候也能吸收更多的经血。[1]

两种不同类型的卫生巾有一些区别。一次性的卫生巾里含有塑料之类的物质，会对环境造成有害影响。那些可重复使用的卫生巾则是纺织物。在这两类之中，一次性的卫生巾更加便宜，也更容易买到，但使用一次就得丢弃。可重复使用的卫生巾则可以用上好几年，所以长期来看，其实这一类卫生巾会更省钱。你甚至还可以用网上的图案模板来自己制作！每种产品的制造材料有所不同，每个人对舒适度也有不同感受，你可以选择适合自己身体的产品。

外用产品和有水的环境

月经裤和卫生巾都是外用的生理用品，所以在游泳的时候就不能使用了。已经被水浸得透湿的它们就不能再吸收经血啦！所以，哪怕你更喜欢使用外用产品，有时也可以学着去用一些体内使用的产品。毕竟，经期游泳能缓解子宫痉挛！

---

1 国内还有一种裤型卫生巾，外观类似于纸尿裤，用于应对月经量更大的情况。

卫生巾的使用方法

那些一次性使用的卫生巾底部一般会有一条粘胶条，可以粘在内裤上，这样卫生巾就会一直保持在合适的位置。现在很多一次性卫生巾的设计里都还带着"翅膀"。在卫生巾位置发生移动时，经血可能会从侧面漏出，"翅膀"状的侧翼就可以预防侧漏的经血渗透到内裤侧面。你可以先把卫生巾的中间部分粘贴在内裤上，然后再撕掉覆盖侧翼的衬纸，最后再把侧翼粘贴住。每个人的经血流出方向不同，朝前、在中间或靠后都有可能，所以你也可以把卫生巾的中部部分对准血量最大的地方。

那些可重复使用的卫生巾就不能粘贴在内裤上了，因为这类卫生巾是可以清洗并再次佩戴的设计，而粘胶条往往用过一次就失去了黏性。布料做的卫生巾会有按扣或是尼龙搭扣，还有一些是折叠式的设计。

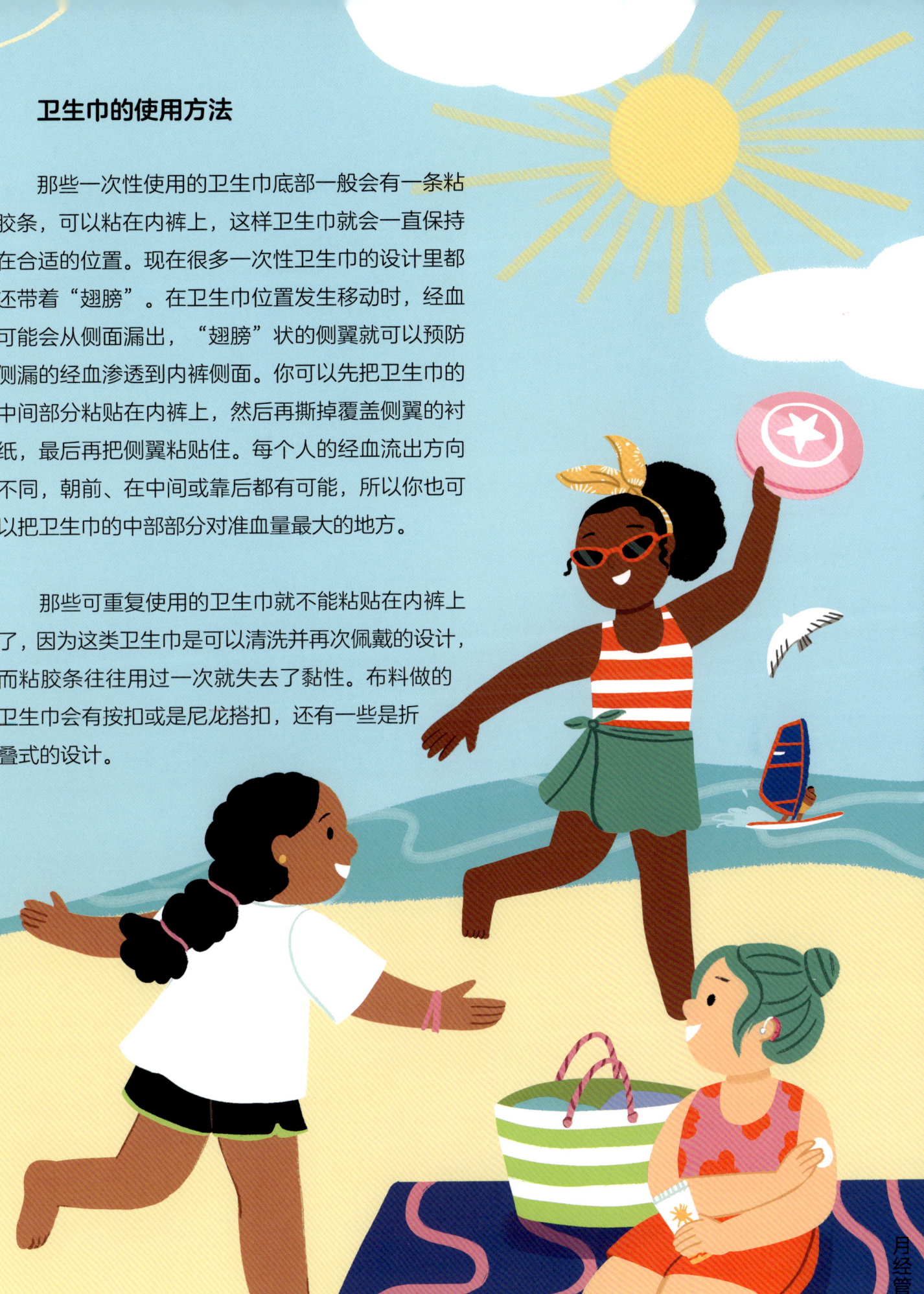

月经管理

内用的生理用品

内用的产品分为两大类别：一类是收集经血的，另一类则是吸收经血的。如果你想游泳或是进行任何水上活动，内用的产品就非常有用，因为血液在从你的体内排出之前就已经被收集或被吸收了。

月经杯

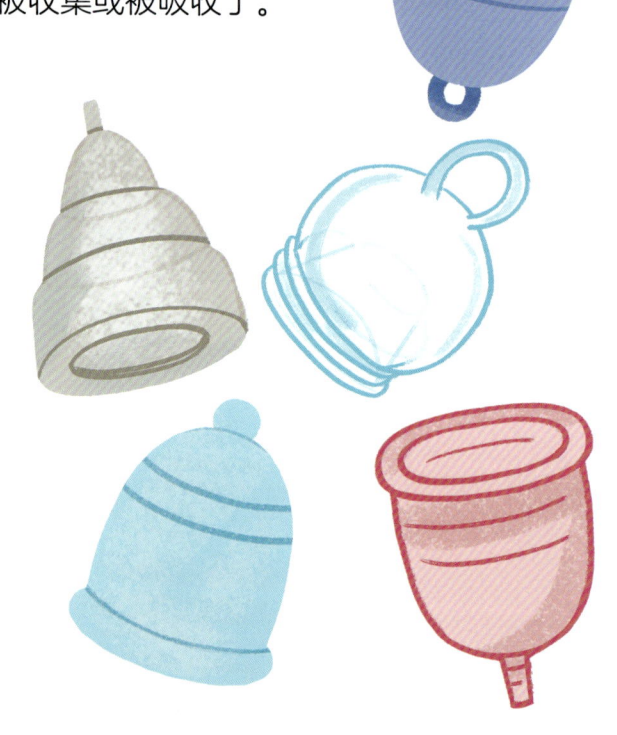

月经杯是一种用来收集经血的产品，可以重复使用。你可以把月经杯放到阴道里，它就会和肌肉自然地形成密封环境。月经杯有点像是一个吸力不强的吸盘，底部有一个拉柄或拉环，方便你把月经杯拉出来。在你来月经的这段时间里，你都需要定期清空月经杯，可能一天之中需要清空好几次。但在月经量不是特别大的日子里，你可以把月经杯放置在体内 6~8 个小时。

月经杯的使用方法

你需要先洗净双手，将杯体捏扁，或是用手指捏住杯口两边往中间折叠，再放入阴道内。当你轻轻松开手时，可以再轻轻晃动一下月经杯，让它在体内更加张开一些，然后检查自己是否有不适的感觉。如果你要取出月经杯，请坐在马桶上，或是站在马桶边，握住拉柄或拉环，再把一根手指放到杯体的一侧，稍微用力按压一下，解除真空状态。接着你就可以放松肌肉，或是向下使劲（就像是准备要大便的感觉一样），再温柔地取出月经杯，把经血倒进厕所。之后，将洗干净月经杯再放回体内，然后再次洗手。也许这些程序听起来很复杂，但你试过几次之后就会发现一切都变得简单了！

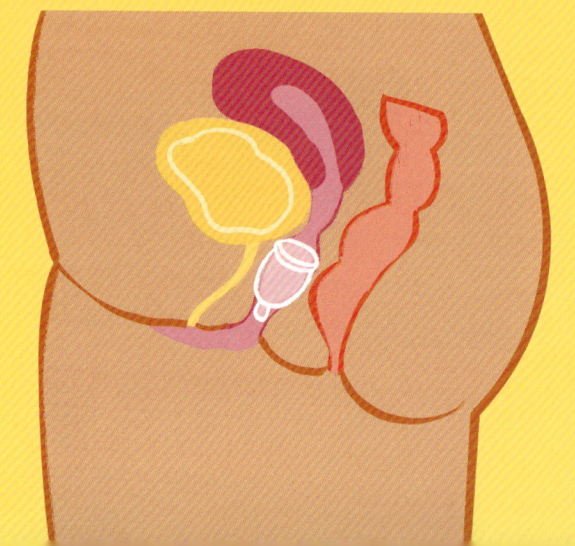

如何选择适合自己的月经杯,以及如何保养

市面上有许多不同的月经杯,用户可以根据自己的年龄段和盆底肌水平来选择适用的产品。你可能需要多尝试几种,才能找到最适合自己的类型。无论你选了哪种款式,都要先检查月经杯是否是用医疗级的硅胶制成,这样可以降低感染的风险。如果月经杯是比较艳丽的颜色,也记得要检查使用的染料是否安全,是否能够被放置于体内。在你清空月经杯的时候,可能手边找不到水槽来冲洗,但一定记得每晚都把月经杯仔细清洗一遍。在你的经期结束之后,便可以把月经杯放入专用的小锅煮沸消毒,或是用消毒药片来进行处理,最后再冲洗干净,晾干后放置于透气的盒子里。请记得要始终遵循月经杯的使用说明。

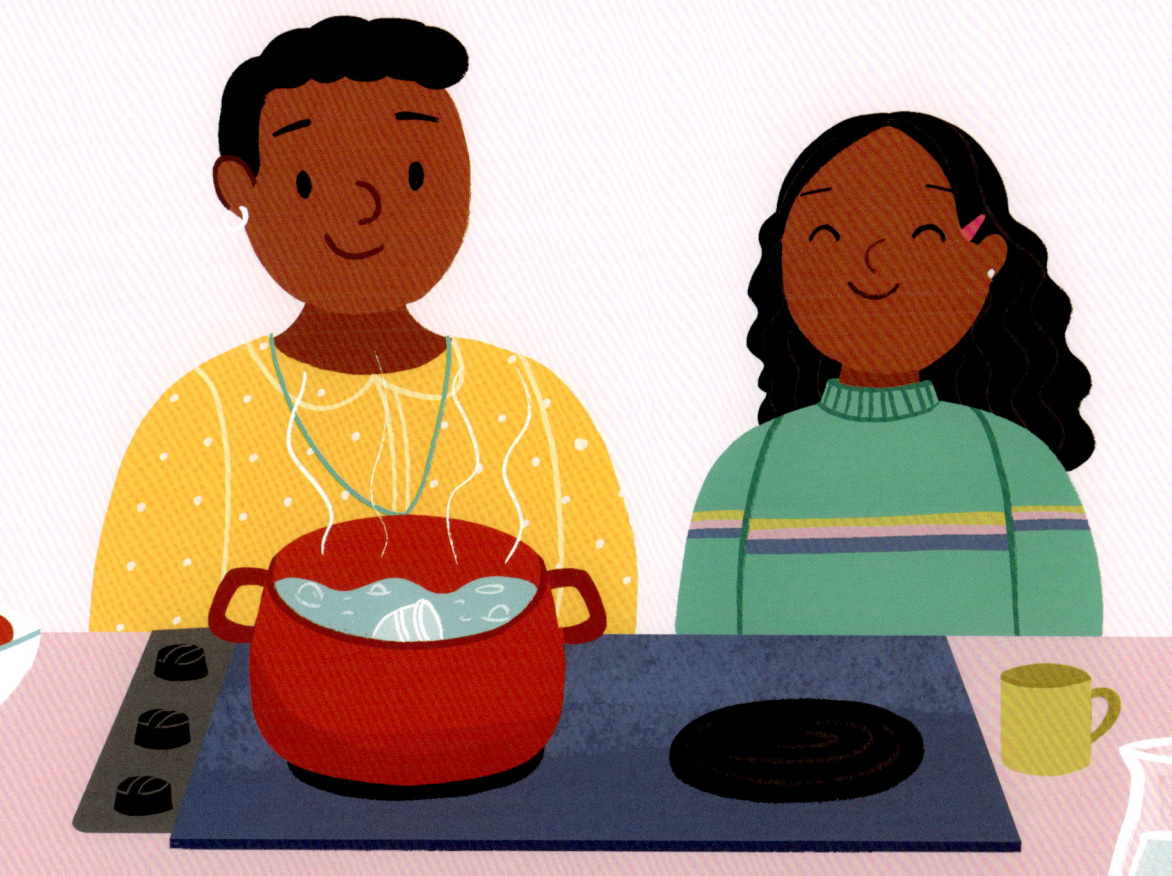

选择月经杯的理由

月经杯是可以重复使用的,在经期随身携带也很方便。虽然月经杯的价格稍贵一点,但比起那些一次性的产品,这更能帮我们保护环境。而且你如果要游泳或是去海边,也可以使用月经杯!

月经管理

卫生棉条

卫生棉条也是放在阴道内使用的,它的作用是吸收血液,而非收集血液。有些卫生棉条带有导管,这其实就是一个小管子,可以帮你把卫生棉条推进阴道里面(和火箭的助推器有点像!)。还有一些卫生棉条没有配备导管,你可以直接用手指把棉条推入阴道。这两种棉条都是一次性使用的,用完就丢弃(不要冲到马桶里!)。

我应该选择哪种类型的棉条呢?

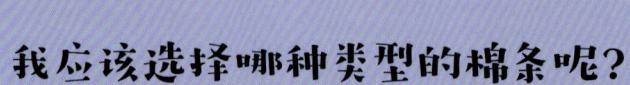

卫生棉条已经有了各种不同的设计,你可能得多尝试几种才能找到自己喜欢的类型。有些人喜欢那种没有搭配导管的卫生棉条,因为这类棉条体积更小,也更加方便携带,而且包装也更加简单,所以不会产生太多垃圾。也有人更喜欢配有导管的棉条,尤其是那些手指不够长的人。

要怎样才能把卫生棉条放入体内呢？

如果你使用的是没有搭配导管的卫生棉条，请先洗净双手再解开绳子。你可以用绳子把棉条底部扩张开，有些品牌的卫生棉条是这样设计的，这就给你的手指腾出了空间置于被扩张的底部。再把卫生棉条的顶端放入阴道口，尽可能地向里推进，一直推到接近宫颈的部位（下图会告诉你卫生棉条进入身体的路径是怎样的）。放好棉条后请记得再次洗净双手。

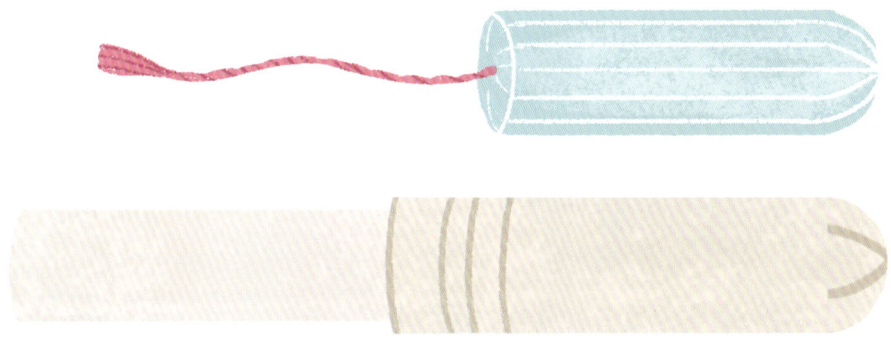

那种配有导管的卫生棉条共有两根管子，工作原理和注射器很类似。先将一根管子插入阴道，棉条在这根管子的顶端，然后你可以根据自己的需要来调整棉条的位置，再将底部向上推，让两根管子完全重叠在一起。这样，棉条就会从管子的顶部被推出到你阴道深处的位置。这时你就可以拿出导管丢掉了。

这两种卫生棉条都会有一根拉绳挂在外阴外，这是为了方便你再次拉出卫生棉条。有些卫生棉条的拉绳上有个圆环，这样更好抓住。如果棉条已经触碰到了宫颈，记得要往外拉一点。如果棉条还停留在阴道口的位置，那就需要再往里推进去一些。如果你感觉很痛或是很不适，请把棉条取出来，换一根新的再试一次。

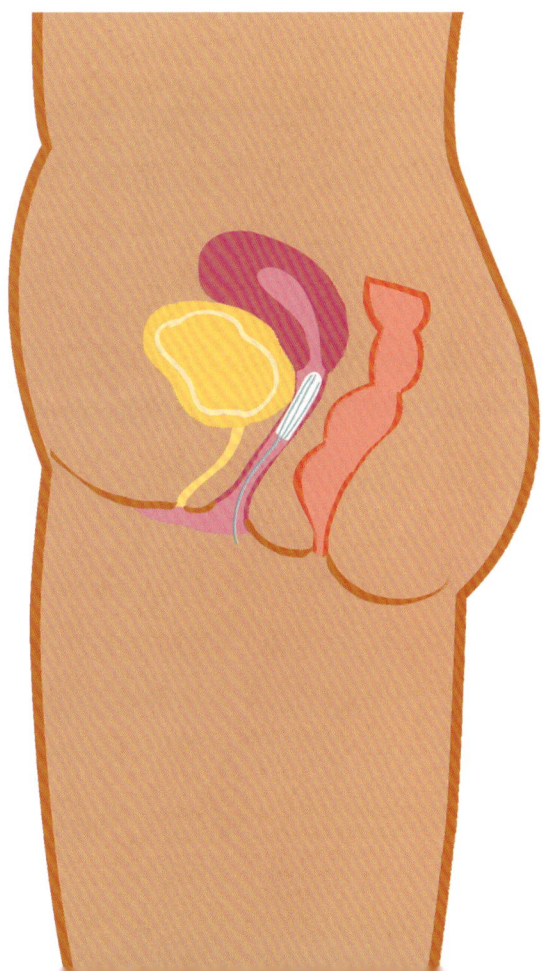

月经管理

应该在什么时候更换棉条呢？

每隔 4~6 小时就应当更换一次卫生棉条，如果棉条总是很快就吸收满了，那就要更换得更频繁一些。你的经血量越大，棉条就会越快吸满；如果真的吸满了，经血有时会顺着拉绳渗出来，或是漏出来弄脏裤子。卫生棉条的吸收容量各有不同，你最好先查看一下商品标签，准备好几种吸收容量不同的卫生棉条，然后根据自己所处的经期不同阶段来选择最适合的卫生棉条。记得要根据最低的吸收容量来选择棉条，并且根据自己的经血量来定时更换。

注意安全

卫生棉条是用非常细密的纤维材料制成的，可能会对你的身体造成刺激。但是，除此之外还有另一个令人担忧的问题，那就是棉条可能会引发中毒性休克综合征（TSS）。这种疾病不多见，但又极为严重。使用卫生棉条可能会导致这种疾病发作，是因为我们在使用棉条的过程中，有额外的氧气被带进阴道，可能引起某些细菌滋生。这会触发你身体的免疫系统做出剧烈反应来与之对抗。这种疾病通常给人的感觉和流感差不多，但会发展成更加危险的疾病。TSS 发作的可能性很小，可如果你在使用卫生棉条时感觉疼痛，或是出现了发热、皮疹、头晕、神志不清的情况，那就必须立即就医。卫生棉条的包装上也必须对 TSS 的情况加以说明，这是为了保证人们使用产品时的安全。

你也可以想办法降低风险，避免出现 TSS 这样的情况。请根据自己需要的吸水性来选择卫生棉条，不要使用那些吸水性能过高的；也请记得及时更换棉条，在经期的最末一天也别忘记把棉条取出来。有一些案例报道说月经杯也会导致 TSS，但那其实是极为罕见的情况。如果你想以更安全的方式来使用月经杯，请一定要在两次经期之间将月经杯完全消毒，并存放在阴凉干燥的地方，避免阳光直射。

有人会把海绵当成天然的卫生棉条来使用，你可能听说过这种情况。但是，海绵不能用作经期用品。生活在海里的海绵是一种以珊瑚礁为家的生物，它们以微型生物和植物为食。哪怕是经过了修剪或是清洗的海绵，还是可能有残留的有机物在其中，这可能会导致感染。而且，海绵和卫生棉条一样，也有引发 TSS 的风险。

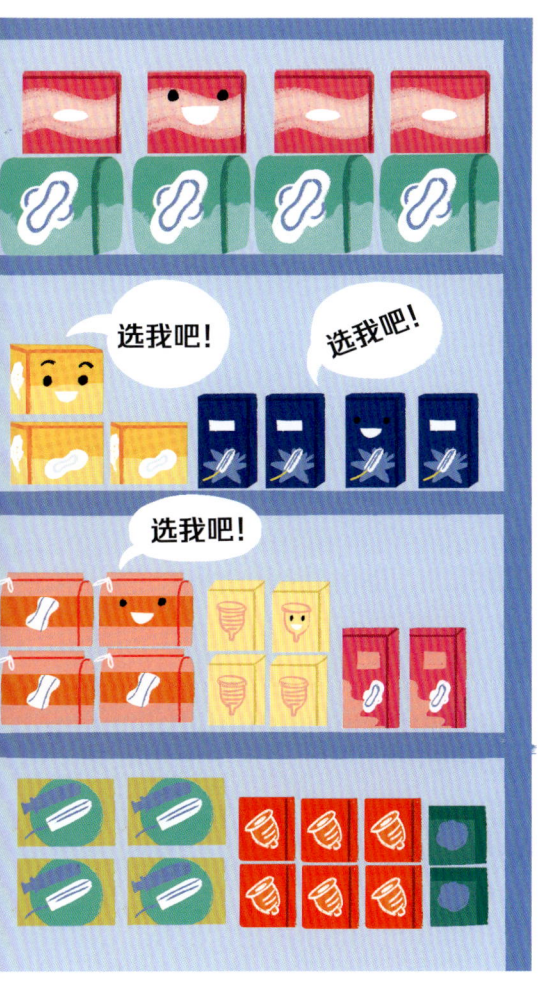

保护我们的地球

经期用品是针对我们身体上非常敏感的部位设计的，所以很多人都想弄清楚制作材料究竟是什么。因为人们担心 TSS 的发生，也不知道这些产品塑料部分所含的化学物质到底有没有风险，所以经期用品的制造方式获得了越来越多的关注。同时，也有很多人希望能尽量避免对地球造成污染，所以不想使用一次性产品，也想拒绝多余的包装。正因为人们有了这些态度上的转变，才有了越来越多样化的经期用品被研发出来……你很快就会发现的！

月经管理

可持续发展

在管理经期的过程中，你需要做出一个又一个选择。你可以根据经期用品的舒适度、实用性或是价格来进行选择，也有很多人在选择过程中会考虑经期用品会对环境造成多大的影响。我们都应该关注可持续发展，这是每个人的责任。而且，你的选择也会激励到周围其他人，带动大家都来支持可持续发展！如果你现在还无法选择最为环保的那些产品，可以先询问别人该如何找到这类产品，或是了解如何购买。你也可以制定计划，在将来的某一个时间点再换成环保类的经期用品。

据研究人员估计，一位女性一生中可能会使用约 11 000 次一次性卫生巾和卫生棉条。这是一个不小的数字！更糟糕的是，这些产品（连同它们的包装）最终可能会被填埋，如果不小心被冲走，还会污染河流、海洋或海岸线。

大多数经期用品以及包装里都用到了塑料，而且在单次使用之后就会被丢弃。许多国家已经制定相关法律，想要减少一次性塑料制品的使用，但目前还没有牵涉到一次性经期用品的使用。也许日后法律又会发生变化，但与此同时，你也可以在做出决定的时候多多考虑如何保护环境。

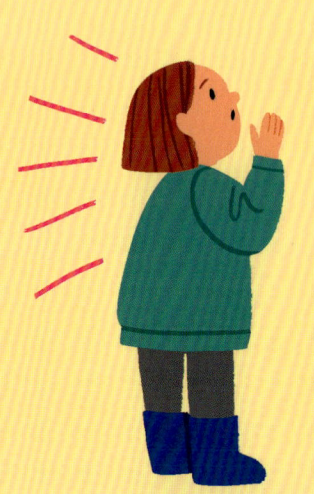

环保相关的问题清单

如果你要选择月经期的用品,可以先问问自己以下几个问题:

- 这些产品是用什么材料制成的?
- 产地离我有多远呢?
- 产品的包装是用什么制成的?
- 是否列出了产品的成分?
- 如果这些产品可以重复使用,那它们是从很遥远的地方运过来的,还是就在附近生产的呢?
- 我能在自己居住的地方买到这些产品吗?
- 产品的生产商是否推行了其他伦理道德方面的政策,比如支付给工人合理的薪水?
- 如果这个公司是某个大型集团旗下的,他们是否有相应政策来保护环境和人权?

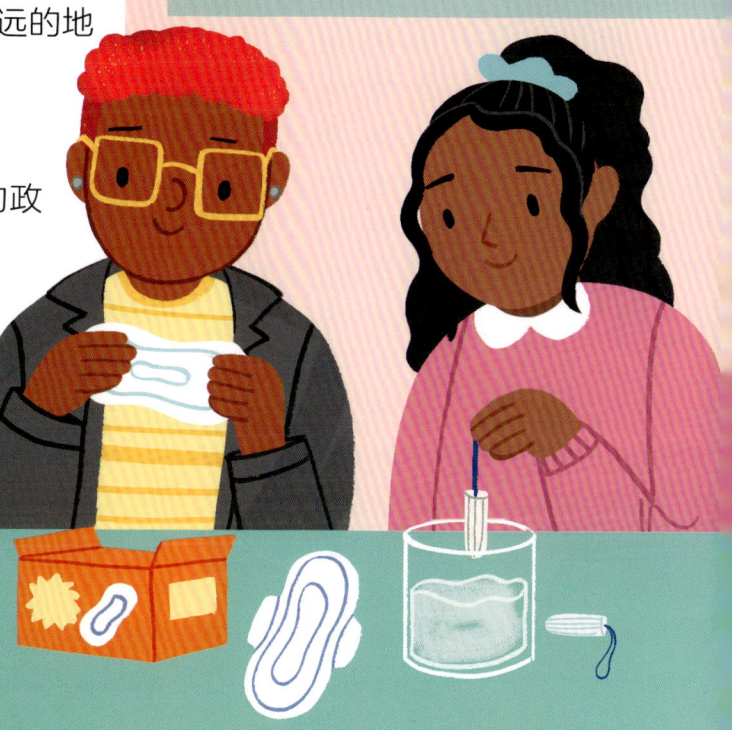

行动起来吧!

如果我们想为可持续发展出一份力,那要考虑的还不仅仅只是我们购买了什么产品。不妨设计一个醒目标志挂在洗手间,提醒大家不要把经期用品冲进马桶;或是研究各种各样的面料和设计,可以试着亲手来缝制生理期用品!(你还可以选出一些自己最喜欢的衣服,对它们进行升级改造,把这些已经磨损的衣物用作原材料,这会更加环保。)你还可以在多次月经期间尝试不同类型的产品,然后写下一份对比手账,计算一下相关开销,甚至可以记录自己更换产品的次数、一共使用了多少产品、扔掉了多少塑料和包装。把自己记录的结果和朋友们分享,来对比各自的情况吧!

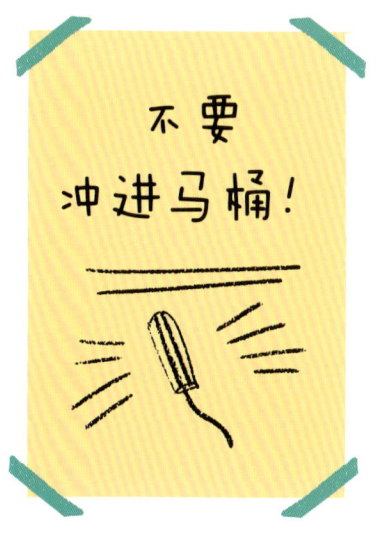

月经管理

你担心经期的血迹和异味吗?

有时候,你会看到内裤上有了经血的污渍,这是月经到来的第一条迹象。其他时候可能是在经血渗到其他东西上之后你才注意到,比如衣服上,或是你坐过的椅子上。

去除污渍

经血会把衣物弄脏,但只要稍微花点功夫就可以轻松去除。首先,你要尽快使用去污剂来处理,并把衣物放进冷水浸泡。然后搓洗污渍,再立即用日常的洗涤方式来进行清洗,就和洗衣服、床单或浴巾一样。

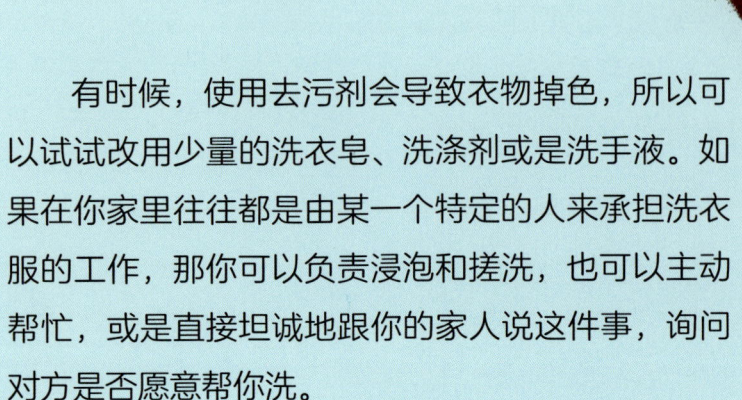

有时候,使用去污剂会导致衣物掉色,所以可以试试改用少量的洗衣皂、洗涤剂或是洗手液。如果在你家里往往都是由某一个特定的人来承担洗衣服的工作,那你可以负责浸泡和搓洗,也可以主动帮忙,或是直接坦诚地跟你的家人说这件事,询问对方是否愿意帮你洗。

我的故事

曾经，我总是磨蹭到经期结束了才会去洗内裤上的污渍，主要还是因为我觉得很尴尬。如果我妈妈发现了污渍，我就得反复搓洗好多遍，还要额外解释一番！后来，我想帮其他人摆脱这种尴尬，就开启了一个艺术项目，把污渍本身的样子设计成了一个带有喜剧色彩的时尚饰品。我将其命名为"污渍商标"，想要借此给经期的污渍"重塑形象"，使之成为一种正常风向。这让我感觉不那么尴尬了，很多人也有同感！

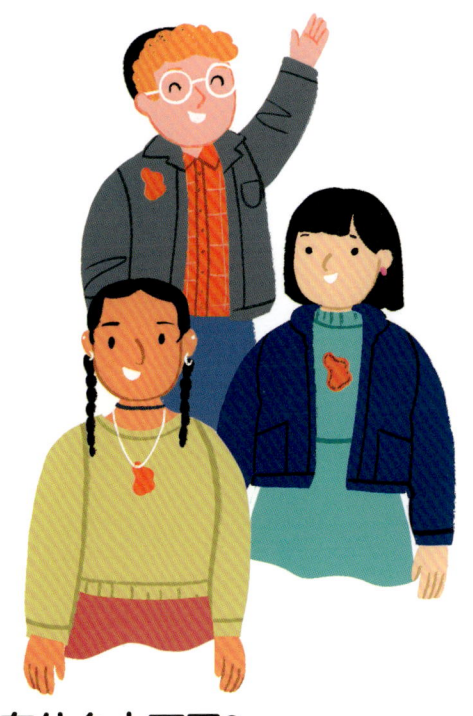

如果有异味该怎么办？

经血还在体内时，其实是没有味道的；即便是在你的内裤上、卫生巾上停留几个小时，也不会产生异味。有时其他孩子会说"你好臭"来侮辱你，但这不大可能是真的，所以不要以为他们真能闻到什么气味。（你绝对没有必要使用那种带有香味的经期用品，因为其中的某些成分会刺激外阴。）不过，如果经血在体外的时间太久，的确会产生很难闻的气味。所以最好把一次性的经期用品扔到有盖的垃圾桶里，还要记得在几天之内清空垃圾桶。

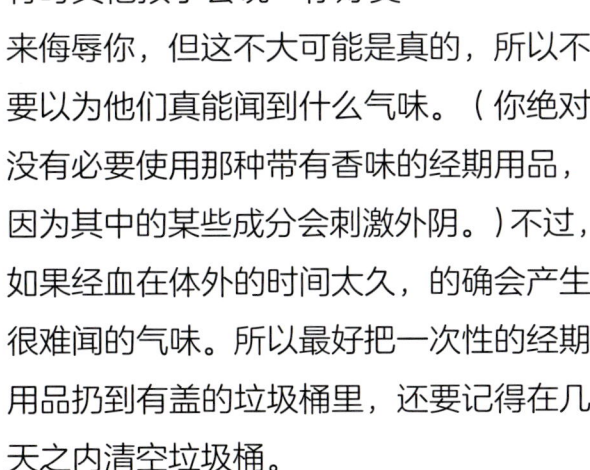

血渍又有什么大不了？

不管你使用的是什么经期用品，都可能会在衣物上留下污渍。我们会在广告和商品包装上看到很多关于月经渗漏的信息，也会听其他人说起——而他们都把这说成一件并不自然的事，或是很可怕的事。但实际上，血渍带来的更多只是不方便而已。毕竟，你做了运动也会出汗，运动鞋也会散发一点异味。血渍也不过是又一个类似的例子，是我们的身体和身体机能在告诉我们，需要多多注意自己穿着的衣物。我们不应该为了血渍而那么忧心忡忡，但人们依然会担心。至于这背后的原因……读到下一章你就知道了！

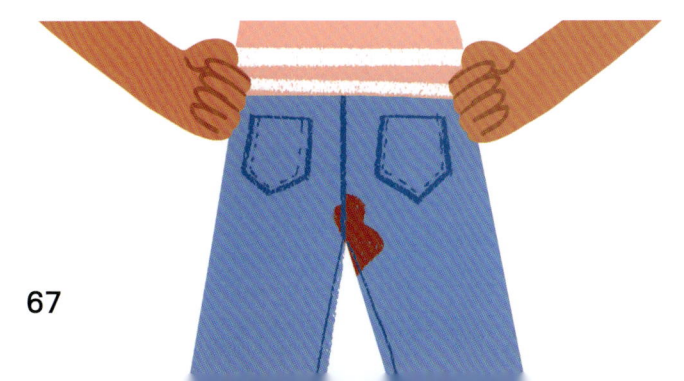

月经管理

积极面对月经

在我刚刚开始了解月经时,我听到的都是各种负面信息,大人们每每说起这个话题也总会流露出几分尴尬。这也让我有点胆怯,不敢谈论这个话题。这是因为,经期被视为一种禁忌。每个群体都有自己想要避免去做、去展露或是接触的事情,这些都被统称为禁忌。月经也可能被看成是一种污名标记:人们认为月经是一件糟糕且不吉利的事,所以不想讨论这个话题。

在那时的我眼中,这些负面情绪是无法回避的,我们只能任其发展。但后来我展开了深入的思考,便意识到这些负面情绪并非来自我的内心,我也没必要紧抓着不放!若能大声地谈论月经,我就能更好地对这些负面信息发起挑战。我组织了很多活动,开展了一系列的艺术和写作项目,也开始和其他人分享我的工作。就这样,我慢慢甩掉了负面情绪。

我把自己的这一系列行为称作"积极面对月经大行动"。这要求我们进一步了解月经的周期,坦然地讨论这一切,而不是压低声音悄悄私语;也要求我们勇于提问,不要担心月经渗漏,也无需为血渍而烦恼。现在,"积极面对月经"的理念得到了广泛传播——就像一片经期血渍一样一点点渗透开来!

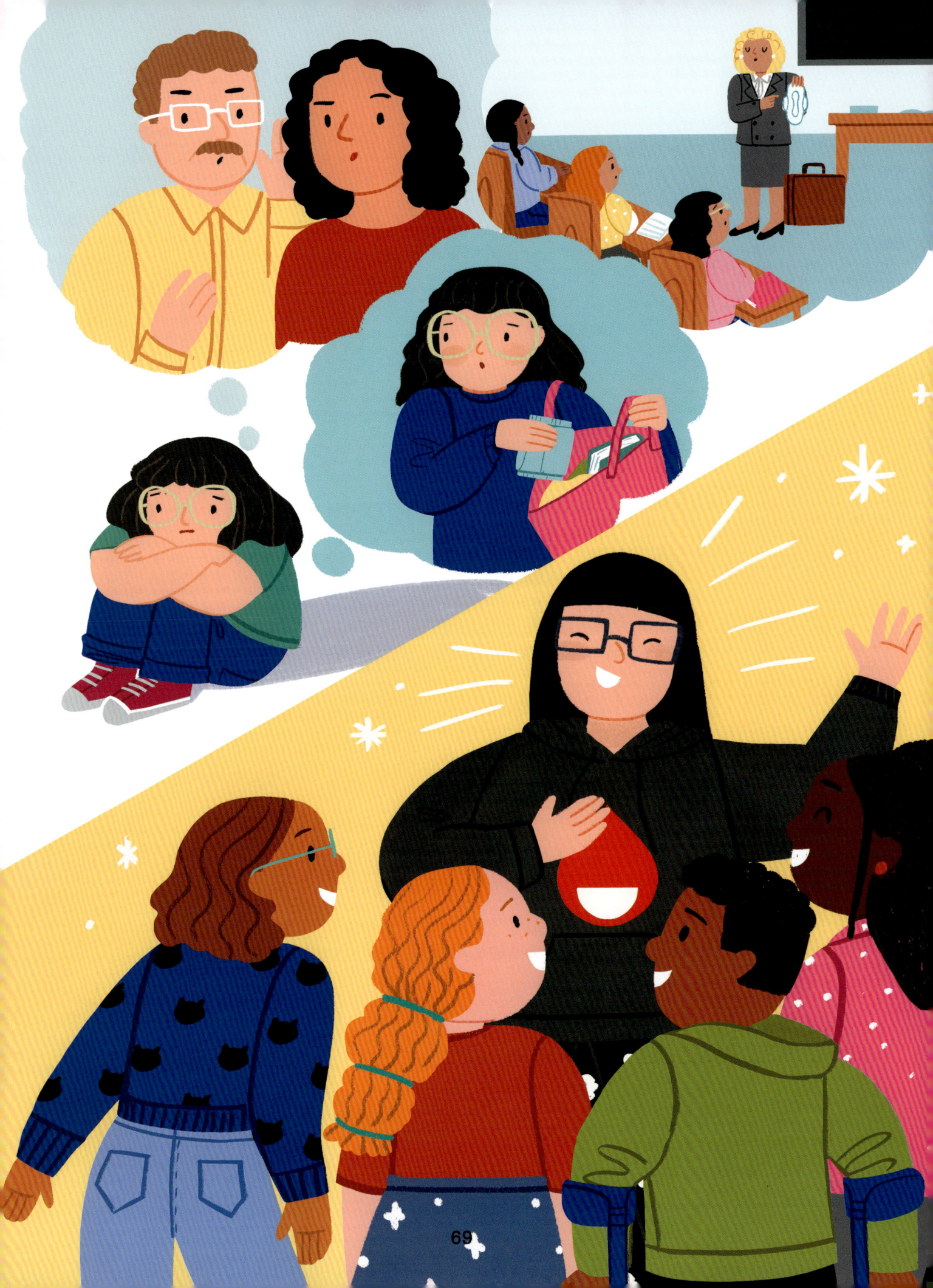

积极面对月经

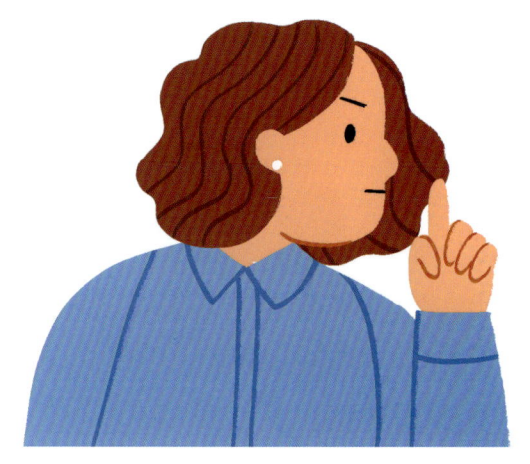

月经羞耻

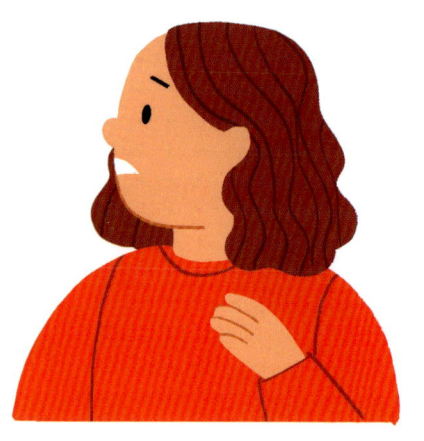

月经总会激发我们内心的各种情绪，这对自己来月经的人是如此，对那些不来月经的人也一样。如果你在做一件禁忌之事或是谈论某项禁忌，然后又被别人"抓个正着"，你会因为禁忌的内容而产生羞耻感。你还可能因此从某些人的细微动作中感觉他们都在避开你，或是回避这个话题，而这一切都会让你感觉很不舒服，或是感觉自己四面受困——哪怕事实并非如此。

如果你做了一些人们眼中尴尬或错误的事，你可能会觉得自己是个糟糕的人，其实正是羞耻感让你产生了这个想法。如果你在情感上伤害了别人，或是对其他人不那么友善，你也可能会因此而产生羞耻感，这会让你很难受。如果月经让你产生羞耻感，这会降低你的自尊水平，你会因此而觉得自己不够好，或是总觉得自己的身体不对劲，但这是很不合理的！

我的故事

我快满13岁的时候，曾参加过一个过夜派对[1]。那次我的经血渗漏到了睡衣上，其他女孩都嘲笑我居然遇上了这种情况。我感觉特别尴尬，简直想找个地缝钻进去。现在，我希望能让大家都对月经渗漏少一点点担心，也想打破大家对渗漏的污名化看法。

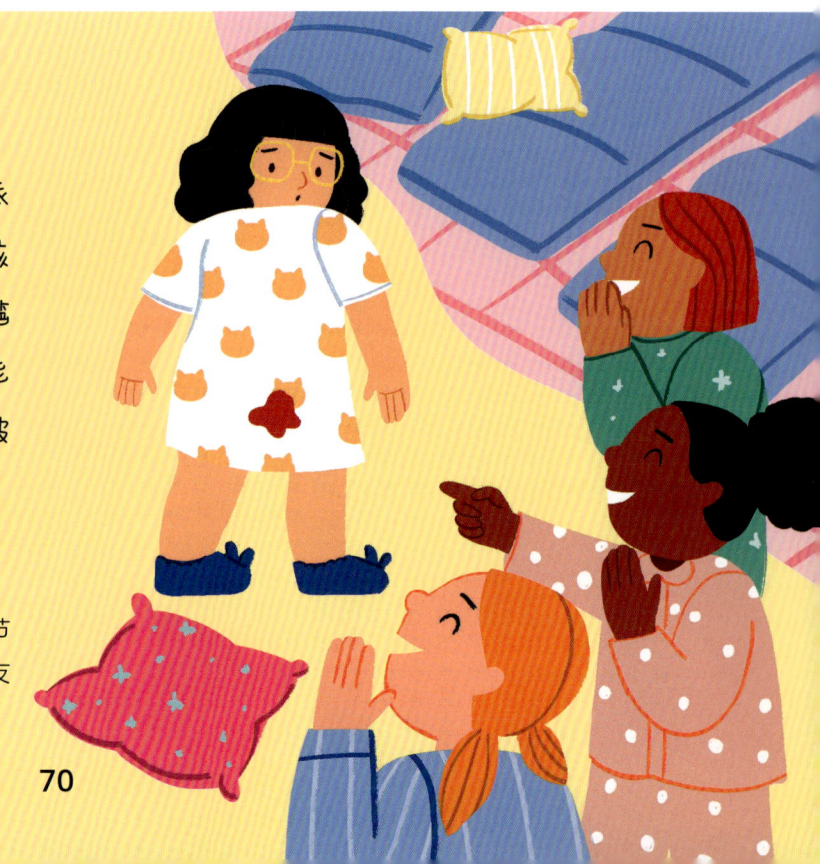

---

1 "过夜派对"在西方国家十分流行，指的是在一些节假日、生日或其他特殊的日子，孩子们到同学或朋友家里过夜。

在过去……

纵观历史长河，你会发现世界上很少有哪个族群会把月经看成一件正面的事情，也不会将经期视作一个特殊的时期。而在另一些文化环境里，人们对月经的看法则是摇摆不定的。让人遗憾的是，大多数族群都对月经持有消极的态度，其中很多族群的态度到现在也没有改变。一直以来，正是因为存在这些潜在的规则（有时甚至是放到了明面上的规则！），很多人都感觉自己没有多少月经自主权。

……看看现在的情况吧！

那些规则大多都已从我们的生活中退场，但羞耻感依然很强烈。虽然你不该为自己天生的身体机能感到羞耻，但只要这些消极的态度仍然存在，你就很难真正放下这种感觉。不过，如果这些观念真的能够淡去，我们这些会来月经的人就可以不再因此而难堪，在生活的其他方面也会感觉更有力量。

好在人们的态度已经开始有所转变。现在世界各地的人们都开始达成共识：当我们女性的身体在健康运转，就会产生月经，这只是身体运行过程中一个自然组成部分。这是一件正面的事情，我们都应该开诚布公地谈论这个话题，不论男女都是如此。而且，如果我们的月经出了什么问题，那就应该互相帮助。人们的态度发生这样的转变并非一朝一夕间就完成了，它正在缓慢进行中。如果我们可以加快步伐向着目标迈进，那么从现在开始，我们就能对月经感觉越来越好。这些态度长期以来又是如何影响我们的呢？现在让我们来看一看吧！

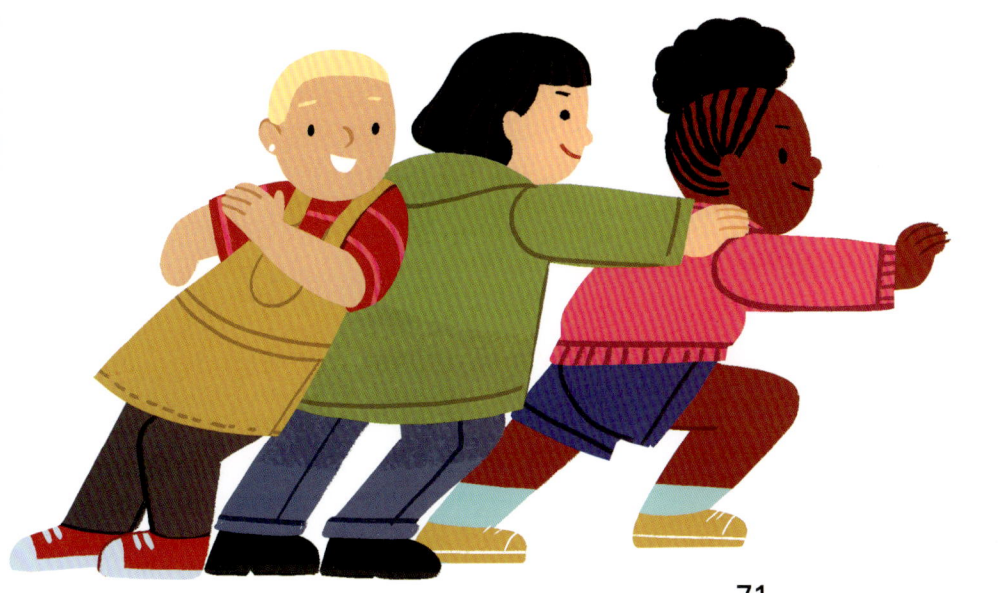

羞耻感

积极面对月经

打破蒙昧，战胜迷信

我们对于那些自己无法控制的事物总有一些陈旧观念，而禁忌就往往起源于此。但是，随着我们的知识储备愈发丰富，这些信息也会逐步从我们心中淡去。不过，如果围绕某件事的信息总是负面的，那我们就很难甄别这些信息的来源，也无法核实其中有几分真实性，比如月经就是如此，其中有些还是错误的信息。如果你听到了一些关于月经的说法，但这些信息似乎又并不准确，你会做何反应呢？虽然很多事情都在向着更好的方向发展，但这些观念居然还是保持了这么长时间，背后又是什么在主导呢？让我们来打破一些神话和迷信，把它们分门别类，仔细研究一番吧！

"身体在来月经的时候究竟如何运作？这简直迷雾重重！"

其实，如果你已经读了这本书的前半部分，那就会知道事实并非如此。但是，在过去还真是这样！在古希腊医生的观念里，子宫会在你的身体里四处飘来飘去，给你带来疾病，或是影响你的心理健康。到了维多利亚时代的英国，这种理念都还在"飘来飘去"（哈哈！），因为有一些医生曾在古书上读到这种说法，并且信以为真。

事实上，子宫并不会像热气球一样在身体里飘来飘去。我们有韧带把子宫固定在骨盆内部，也不会因为子宫的所在位置而身患疾病。尽管我们现在已经对月经已经有了深入的认识，但因为人们在过去曾对月经持有其他一些误解和恐惧，所以我们对月经的了解仍然不够——至少现在还不够。每天都有人在资助或开展更多关于经期健康的研究，而这一切其实早就应该启动了。

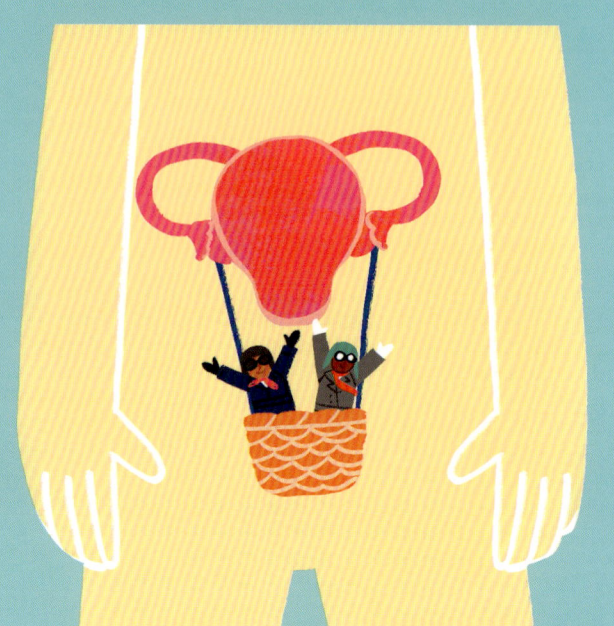

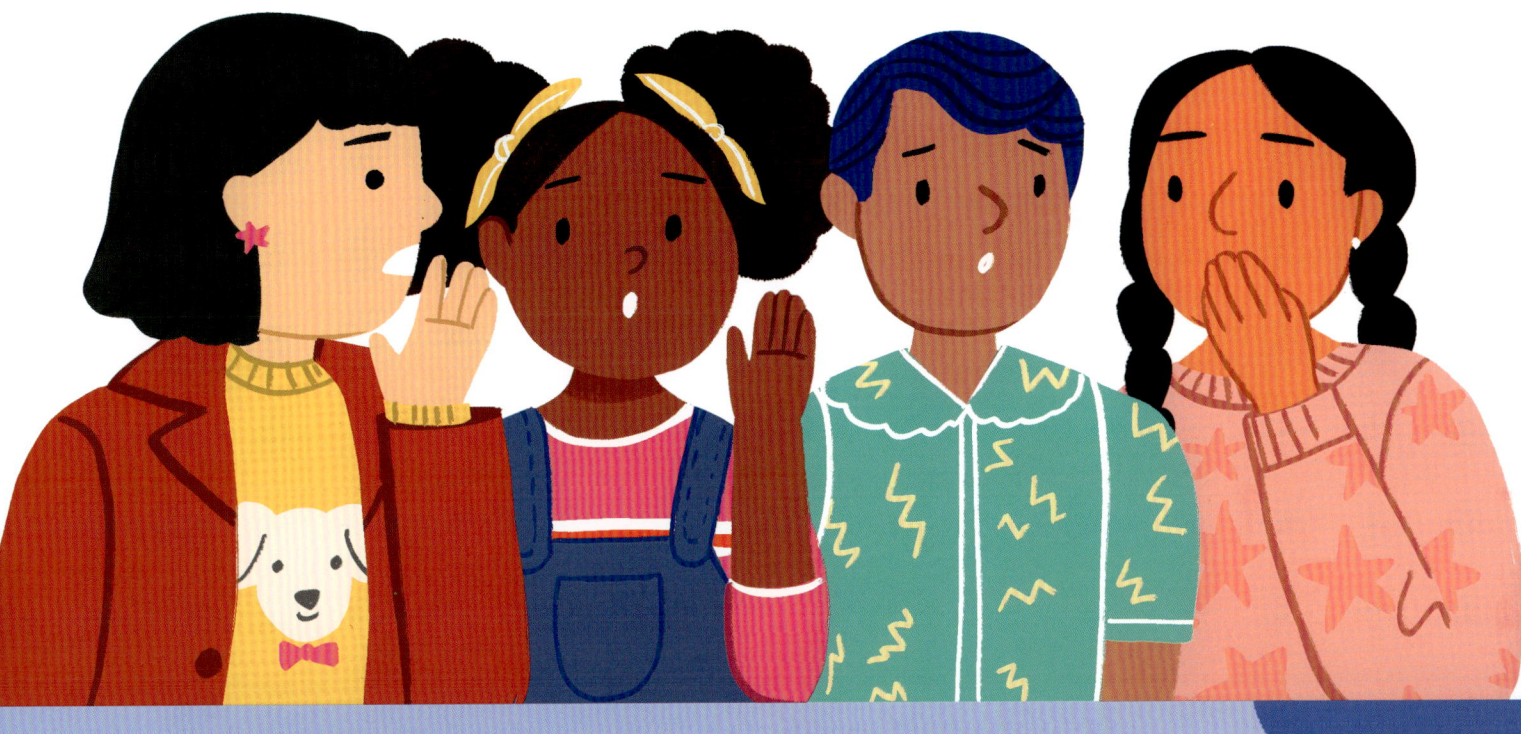

"你的月经周期会和月球周期同步……也会和周围其他人的月经周期同步!"

我们在无法解释某一件事时,往往会开始编造故事,对别人做出自己的解释。月球和女性月经周期之间有联系,这个说法在古今许多文化环境中都很流行。这个想法很吸引人,但我必须抱歉地告诉你,没有科学证据能说明月球会控制月经的周期。也许某些人的月经周期恰好和月球的运行周期相吻合,但二者的相似之处也仅限于此了。

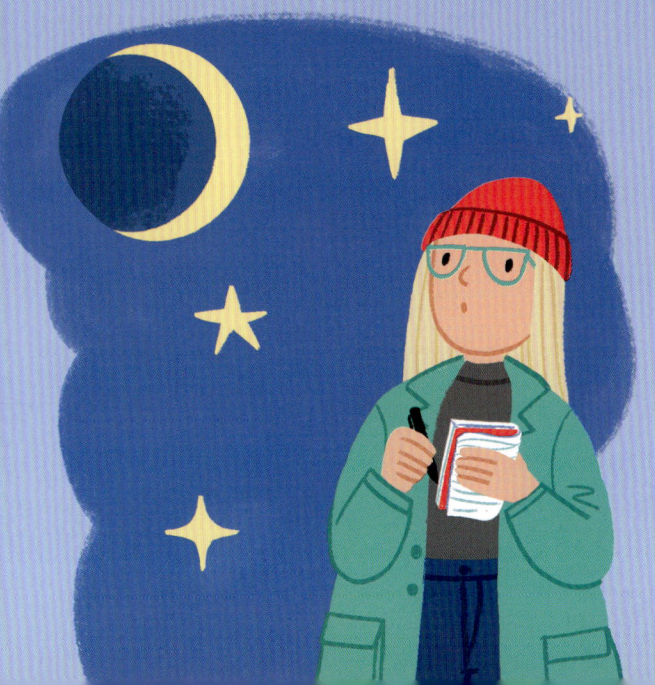

那些住在一起的人总会在同一天来月经吗?这个说法也不符合事实。研究人员已经对很多长期一起居住的人做了大量的科学研究,没有证据表明她们的月经周期真的会趋近。虽然有些人会发现自己来月经的时间和朋友或家人很相近,但这往往只是巧合而已,而且能让我们聊天时有更多的有趣话题。

积极面对月经

"经血很脏,还会带来危险!"

有些人说,经血会吸引动物,还可能会带来厄运,或是成为你做某些事情的阻碍。但真的会这样吗?鲨鱼不会因为某个人正处于经期就在海边发动攻击。事实上,它们会对经血敬而远之!目前也没有听说过有熊因为营地有经期用品而发起袭击的报道,不过,我们还是一定要把这些垃圾随身携带。(这并不是说我们肯定不会在经期遇到动物,但如果真的发生了这样的事情,那也不是你来月经导致的。)

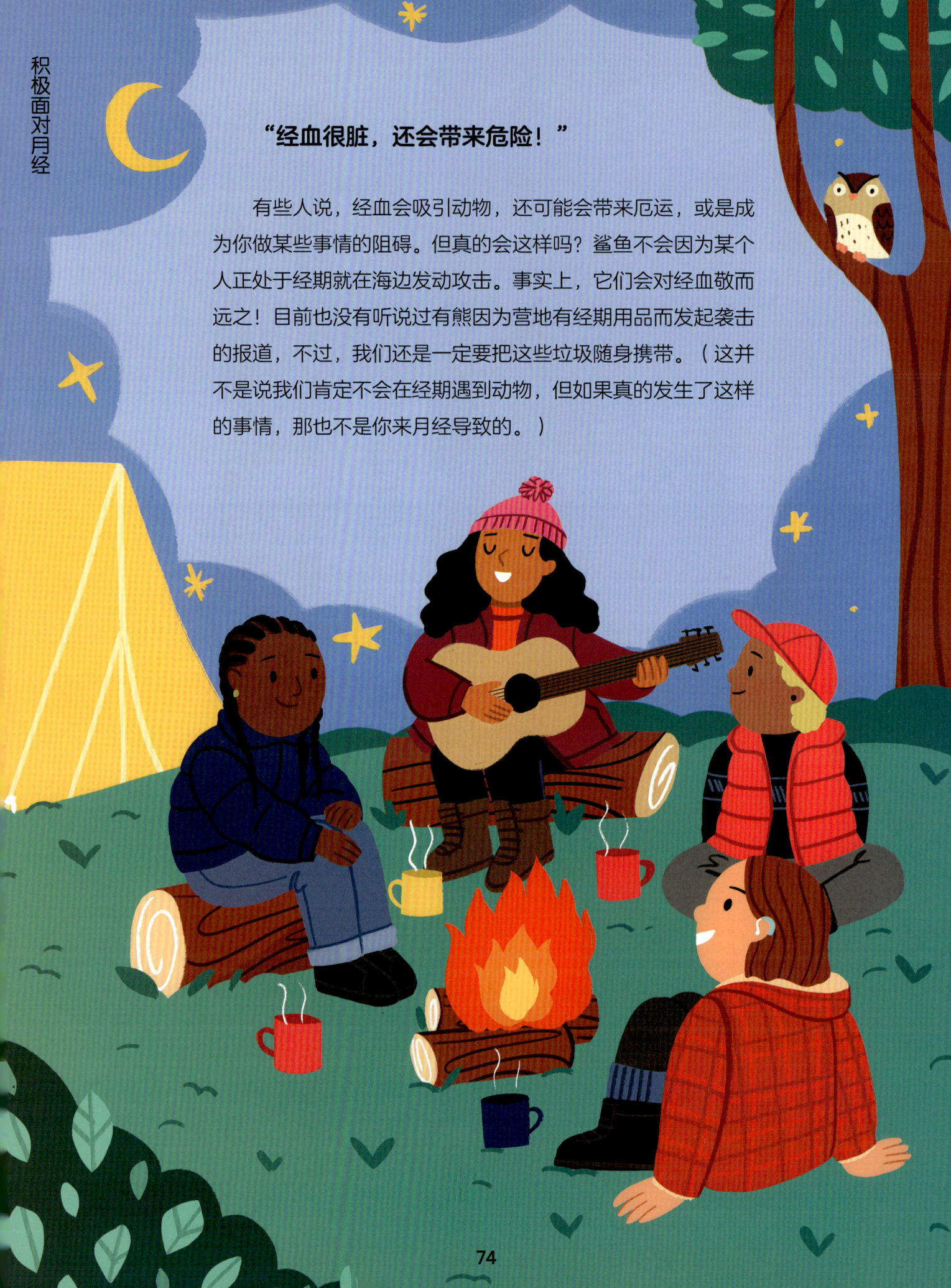

如果我们在自己体外看到血迹，这会激发我们大脑中的动物本能，以为自己受伤了，或是正处在危险的境况之中。有些古人可能把月经看成重病的征兆，或是厄运将至的警告，这也是一种流传的说法。

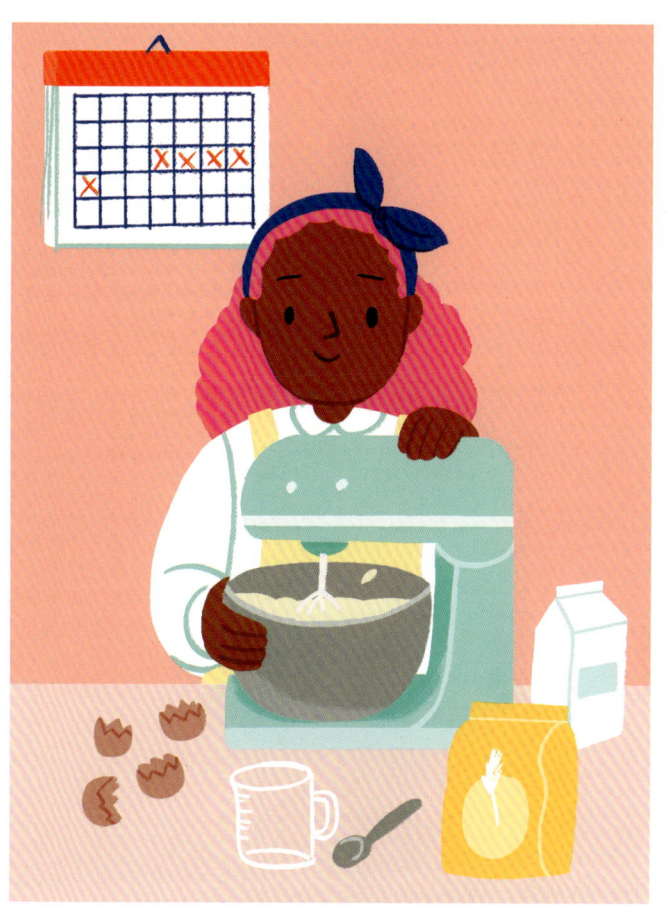

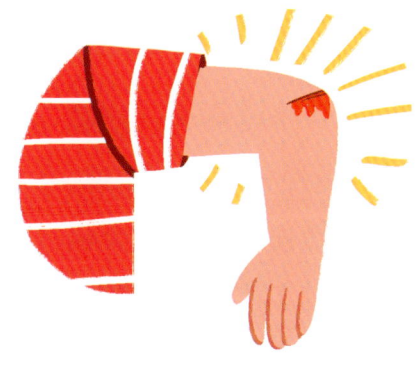

但是，月经传递的信号其实是：你身体很健康。月经并不是说你身上发生了什么让人害怕的事情，而是你的身体完成了一项了不起的工作才对！你要记住，以前人们并不知道身体的运转方式，对洁净与肮脏、好与坏、对与错等概念的解释也和今天不同。很多族群甚至还不允许来月经的人参与某些特定的活动，比如烹饪、耕作或是收割粮食，因为他们认为经血具有很强的毒性，可能会把毒素带到食物里面，甚至还可能毁坏食物。这些负面的信息就像在守护着蒙昧、陈旧的观念，虽然现在我们已经知道月经是健康的，但这些蒙昧、陈旧的观念还是可能误导很多人。

过去人们总会建议说，来了月经就不要烹饪某些特定种类的食物。经期女性同样也被建议说不要洗澡，不要在冷水中游泳（或是根本不要下水游泳！），或是不要做任何运动。在某些宗教信仰中，人们在来月经时禁止参加某些特定的宗教活动。经期的性行为也被视为禁忌。但是，这些医学、宗教方面的建议也在逐渐变化，月经已经不能再阻碍人们参与社群活动了。月经周期的确可能对你日常的体育训练有一些影响，如果月经量很大或是痉挛频发，你就不能去锻炼了。但除了这两种情况，没有人能因为你来月经而阻止你做任何事。

积极面对月经

积极面对月经

"你不应该公开又大声地讨论月经。"

好像很多人都有这样的看法：如果你非讨论月经不可，那就应该找一个别的称呼来代替，而且讨论时必须压低声音。如果人们普遍认为某个话题已被污名化，那么在谈论的时候就都会选择委婉的称呼方式。如果有些词语或短语让人们感觉不适或太过敏感，那么就会另找一些词语来代替，这些就是委婉语。人们描述月经的时候就常常使用委婉语。有些人称月经为"例假""亲戚"或是"大姨妈"（就像常说的"姨妈又来看我啦"，明白吗？），还有人拿自己内裤的颜色来开玩笑，或是直接用"那个来了"这样的话来作为暗号。在古代的禁忌中，月经总被视为不洁的、危险的象征，某些委婉语会强化这些印象——比如有人把月经称作"一种诅咒"。甚至，连"生理期"这个词也是一种委婉说法！这其实是"月经生理周期"的简称。

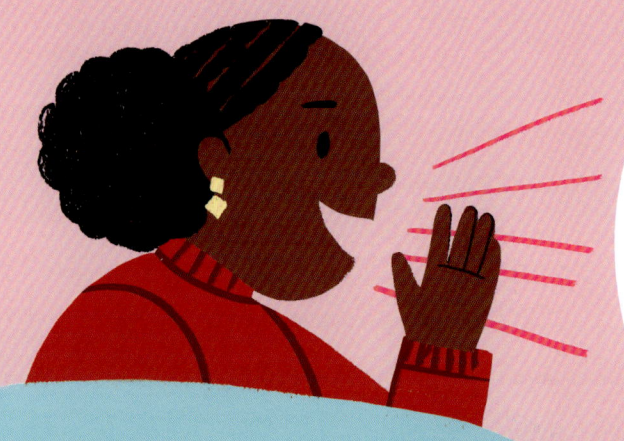

如果为某一件事命名，就能赋予其力量，这个说法很有道理。如果我们可以直接叫出它的大名"月经"，这其实能给我们带来更多力量！如果我们能开诚布公地讨论，这件事也就显得不那么可怕了。这也是在给其他人树立一个好榜样，具有教育意义。

我的故事

我奶奶十几岁的时候，她会这么说："我不能去游泳，因为我的朋友来了。"然后其他孩子就都明白她是什么意思了！她告诉我这些的时候，我感觉这简直难以置信。如果她是把月经当成自己的朋友，我倒还蛮喜欢这个理念的。不过其实是因为别人也都是这么说的，她们都想以此来回避月经带来的污名标签。

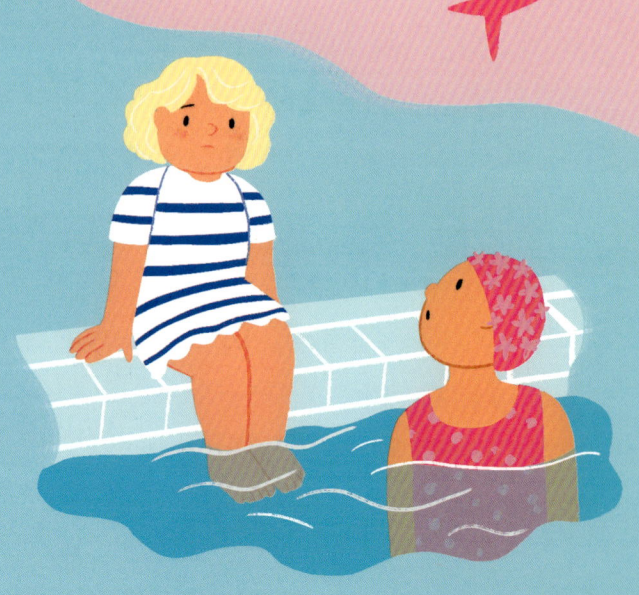

"如果你来月经了，可要对别人保密啊。"

试想一下这个场景吧：因为你在月经期间被认为不应该参加某项活动，所以你不能去，但你同时又不能把这个原因告诉任何人。这听起来太荒唐了，但我们的上一辈和上上辈却经常遇到这种情况。甚至，现在也还是有人陷入这种窘境。

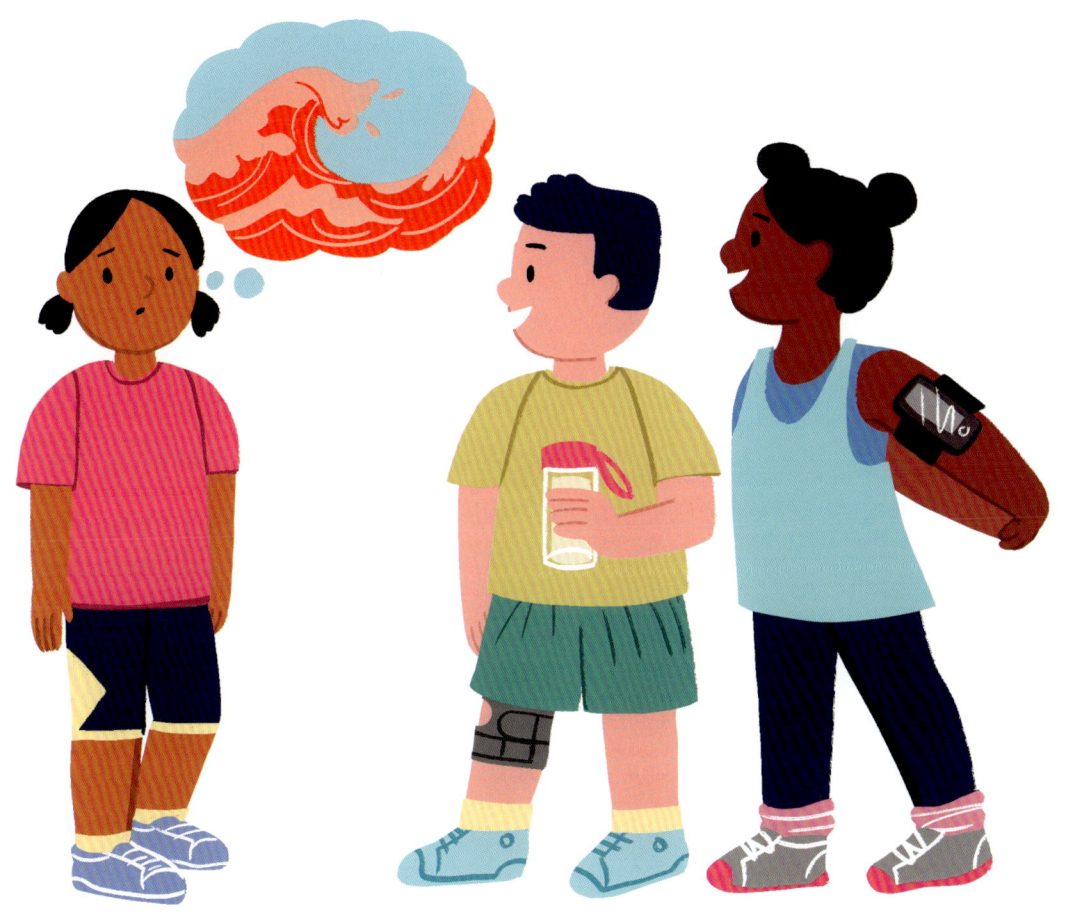

因为人们觉得谈论月经不太好，所以也总是认为经血不应该让任何人看到。人们都会把自己的经期用品藏好，不让别人看到，这仿佛是约定俗成的做法。还有经血也不能被看到！也正是因为这个原因，经期用品的广告里出现的液体往往都是蓝色的，而不是红色的。但你要记住，经血和经期渗漏的情况都不需要我们遮遮掩掩，不论是来月经还是发生渗漏，我们都不应该为此感到羞耻。不管使用什么产品，渗漏的意外事件都有可能发生。不管是你来月经的事实，还是你管理经期的方式，你都无需隐瞒。

积极面对月经

媒体传递的信息：
让我们看看时间轴

有很多古老陈旧观念直到今天都还在回响，数量之多会让你咋舌。我们只需要看看经期用品的广告，就能窥见一二。这些广告也许只流传了100年左右的时间，但对现代社会关于月经的污名和禁忌却有着巨大影响。

在过去，大多数人都会自己用布料来制作经期垫，或是穿红色的衬裙来保护外衣不被血渍污染。我们还能在一些商品目录上找到橡胶围裙和宽松内裤的广告，这些产品的用途其实也都一样。第一次世界大战之后，有些绷带公司把自己生产的绷带卷重新打造了一番，变成了一次性的经期用品，使用的材料是一种类似棉质的木浆。某些早期的经期用品甚至还会用到苔藓[1]。

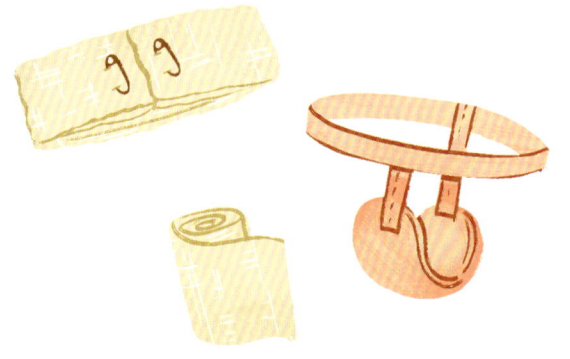

那时经期垫的广告都聚焦于人们对泄露的"恐惧心理"。这些产品承诺会解决渗漏的问题，但这个问题到今天显然依旧存在！但是，这样的恐惧心理却从那时开始广为传播，经期垫可以让你"避免渗漏"的观念也开始流行起来。

20世纪20年代之前 | **20世纪20年代** | **20世纪30年代**

比起人们自己用布料制作的经期用品，这些"清洁卫生的"布垫会更健康，也更加不容易被人看到，这是广告一直大肆宣传的理念。广告也想让人们相信，月经是不洁净又令人尴尬的。这其实就是在暗示人们，如果购买这些经期用品，你就不会显得很贫穷、很赶不上潮流。有些品牌还会把广告词写得像是医生或护士说的话，好让广告内容更令人信服。

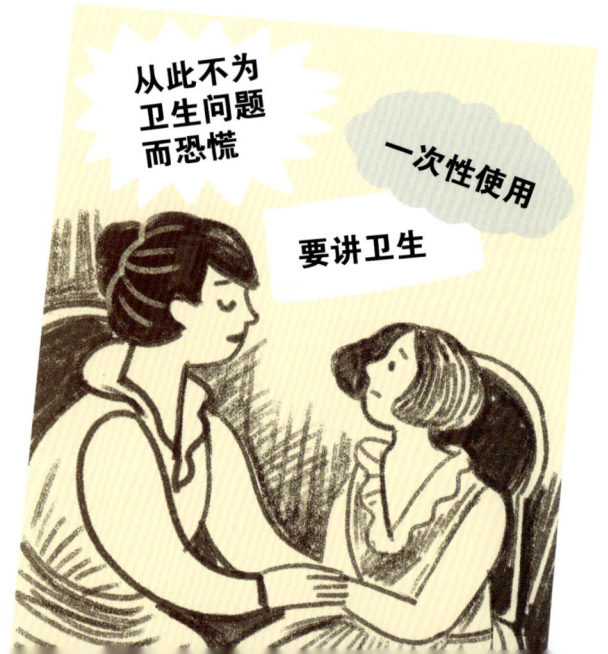

---

[1] 古希腊地区的女性，特别是穷苦的贫民家庭，她们无意间发现了一种苔藓的吸水性非常好。于是突发奇想，采集了这些青苔制作成长条，垫在贴身衣物上，用来即时吸附经血。

后来，有人发明了用腰带来固定的经期垫，这样的新式产品也开始广为流行。因为第二次世界大战的爆发，广告也开始转而使用"盾牌""经期保护"之类的战时词汇。那时人们习惯于低声谈论月经，这也成了时代的特色。当时的社会充斥着生死攸关的军事机密，不能公开讨论，月经仿佛也是如此。哪怕战争已经落幕，这些词汇和理念还是沿用至今。

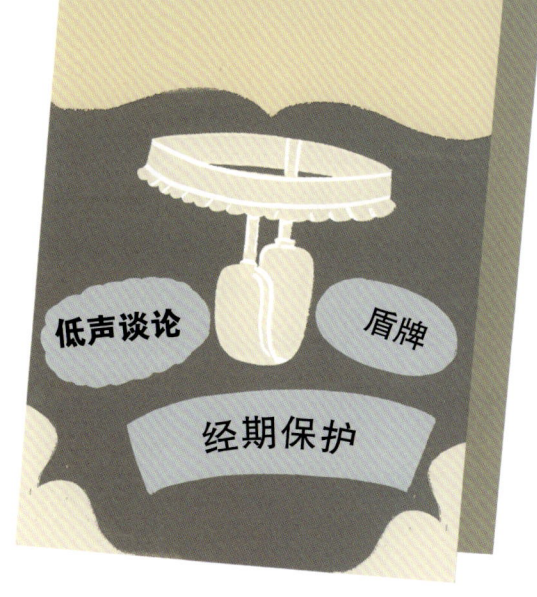

这时社会风尚已经发生了变化，但人们在宣传经期用品时，还是把重点放在清洁度、保密性和防渗漏这些特点上。卫生棉条兴起，所以很多广告都在宣传游泳时使用棉条的好处。卫生巾和卫生棉条公司开始派出销售代表，他们带着宣传单和免费的样品去学校宣传，希望可以赢下一批忠实客户。

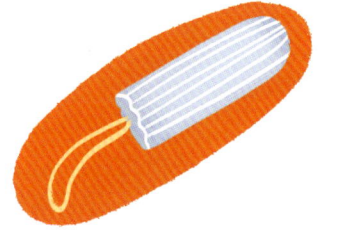

这时出现了越来越多面对青少年的广告。公司都希望青少年可以首先选定某个品牌的产品，然后成为终生忠诚的用户。这时的广告设计和流行的青少年杂志很相似，都配上了卡通插画和说明文字。广告里的角色也都是青少年，往往都在谈论运动和"新鲜感"之类的话题，推荐着那些新香型的产品，这其实让人们对异味有了更深的担忧。新的卫生巾形状和背后的粘胶条在这时开始流行起来。

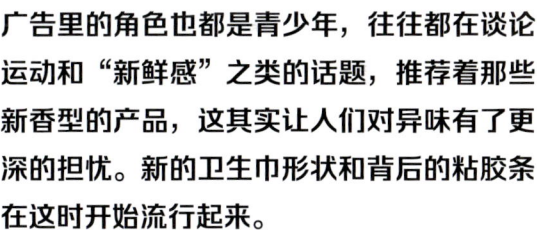

| 20世纪40年代 | 20世纪50年代 | 20世纪60年代 | 20世纪70年代 |

这些公司都专门设计了经期用品的包装盒，看上去就像是一块五彩缤纷的香皂，或是一盒精美的文具。这样一来，谁也不知道你买的是什么了。也出现了一些"女性卫生洗液"的广告，让你感觉用这些就会"很精致"（其实潜台词是经期会让你带有异味！）。有些广告则只是在卫生巾的品牌名称旁边画上一个穿着礼服裙的人，其实他们是想告诉你：如果选择他们的产品，你就不会月经渗漏，别人也看不出你的卫生巾形状，你的华丽服装依然能保持精致。

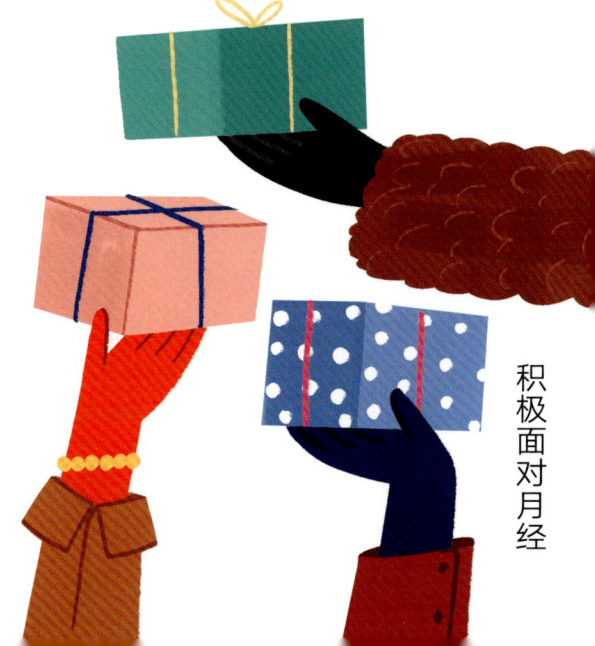

积极面对月经

积极面对月经

到了这个时期,可以看到很多广告都使用了蓝色液体,连蓝色包装也变得很常见。有些广告里出现了体操运动员的身影,运动的主题仍在延续。在 1985 年的美国,"月经"一词首次在电视广告中出现,但观众若是只看相关产品的名称和包装,还是无从得知里面究竟是什么。因为 TSS(请翻到本书第 62 页了解它的意思)的相关原因,有一些卫生棉条被下架了。

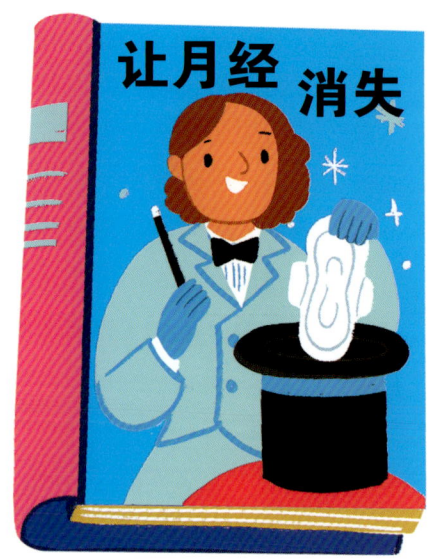

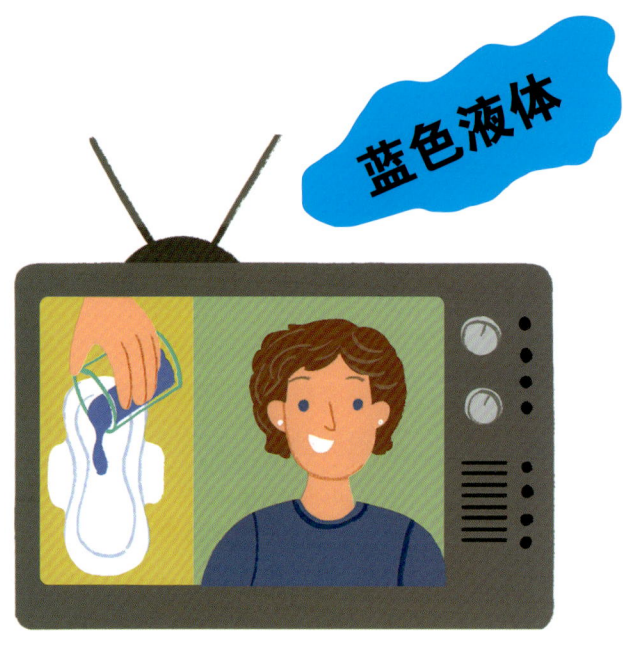

在这个阶段,广告和学校的宣传小册子都没有发生什么变化,还是一致把月经看成一个秘密。有些标语着重表示要让女性在经期更有力量,但措辞给人一种居高临下的感觉。还有一些广告标语仍是在以遮遮掩掩的方式宣传着卫生棉条。这时各种关于月经的营销手段如雨后春笋一般出现,还有了不少宣传月经的网站和应用软件,似乎具有一定教育意义,但其实背后的制作方就是生产经期用品的公司,最终目的就是引导用户去购买他们的产品。广告里还是总能看到蓝色液体,但营销的手段、产品以及包装都变得更富有创意了,大多都设计成了粉红色。让人欣慰的是,这时有了越来越多人开始考虑可重复使用的产品。

20 世纪 80 年代 | **20 世纪 90 年代** | **21 世纪最初 10 年**

有一些经期用品广告刊登在青少年杂志上,这些广告都把月经描绘成一件很不舒服的事情,认为自己公司的产品能让你"不至于"发生渗漏。他们声称自己"非常理解你的感受",但又明确表示月经以及经期用品都会让人觉得尴尬(尤其是在男性面前!)。有些广告甚至鼓励你把卫生棉条伪装成别的什么东西再藏起来。带护翼的薄款卫生巾变得流行起来。许多学校专门为女生开设了学习小组,但在讲授月经知识的时候,还是使用了那些公司的宣传单和免费样品。

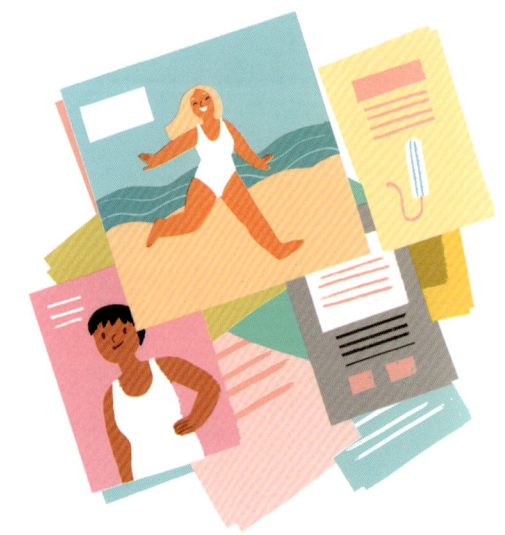

正因为这时人们开始以一种更公开的方式来讨论月经，有些月经的相关信息开始遭遇公众质疑，部分公司终于开始改变广告的内容。他们开始采用自嘲的方式，广告中出现了一些"激进分子"的角色来挑战这些公司以前传递的信息。月经杯、布制的经期垫和月经裤变得越来越受人们欢迎，这些产品的广告也越来越有趣，逐渐打破以往的禁忌。至于那些可重复使用的产品，则往往采用更符合事实的方式来做广告。终于，这些公司不再拘泥于在广告中只使用蓝色液体了！其中有一家生产一次性用品的公司在广告中使用的是红色液体。

21 世纪第二个 10 年

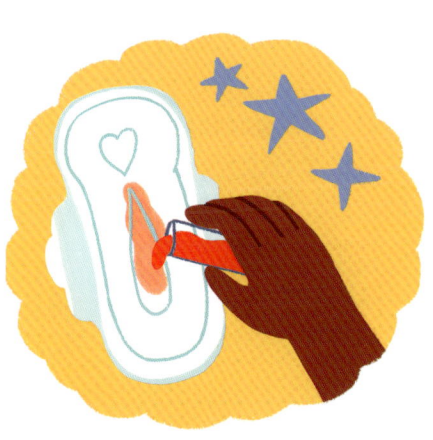

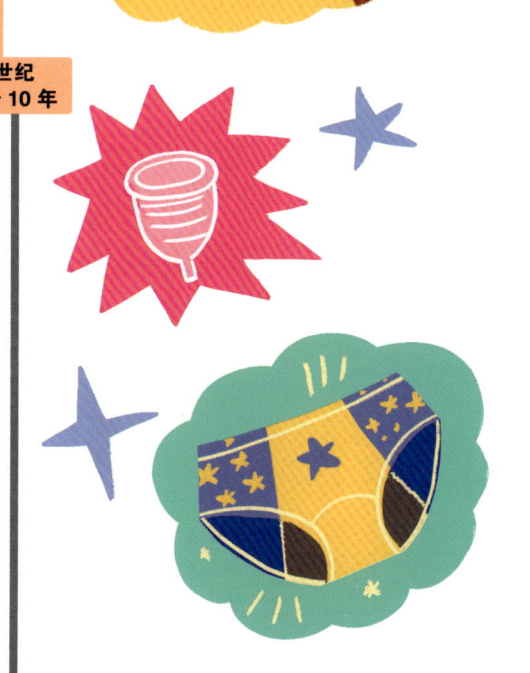

走向未来！

为了让我们能拥有更安全、更可持续发展、更符合道德规范、更能打破禁忌的经期用品，并推出符合这些理念的广告，很多社会活动家坚定地付出了许多努力，才让这一切成为现实。人们终于开始意识到，如果能讨论月经其实大有益处，哪怕（尤其是）月经原本带给我们的感受并不那么美妙。但是，还是有很多人对月经充满担忧，而社会环境似乎也在背后增强他们的忧虑之情。那么，接下来我们又会迎来怎样的未来呢？在我的憧憬之中，未来 10 年应该是这样的：

- 各国政府对法律进行修订，让生产经期用品的公司能更加负责地制作产品、设计广告，让各类品牌不能随意介入政府或学校的活动。
- 学校能够获得相应的资金来培训教师和其他员工，给孩子们提供更好的月经教育，并能教学生提升媒体素养，认识到可持续发展的重要性。
- 相关的公司和推进月经认知的活动家能持续听取消费者的意见，让经期用品能不断更新优化，并为公众提供更有用、更具有包容性、更符合事实的广告信息。
- 每一个人都能不断学习月经的相关知识，并和别人分享这些知识。不管他们自己会不会来月经，都应该关注相关信息！

积极面对月经

积极面对月经

选择经期用品时，做一个态度积极的消费者

尽管情况已经有了些许改善，但在现在很多经期用品的广告中，我们仍可以看到那些古老的迷思还在延续。公司是否不想言明产品究竟是什么？产品的包装是不是被做成了其他东西的样子？广告中是不是使用了"悄悄说""秘密""要小心"之类的字眼？如果出现了这些迹象，那就说明这些广告是想利用人们的羞耻感来进行推销。如果有些广告使用了"卫生""保护""清洁"等词汇，或是只用"液体""潮湿"等词语来指代经血，或是在承诺不会发生泄漏，这其实都在暗示消费者：月经是一件不洁净的事情，经血是让人恐惧的。

如果这些公司想通过羞耻感和禁忌感来赢得客户，这不是恰当的做法。没有人能决定你对月经应该怀有什么感受，只有你自己可以！因此，如果你想成为一个洞察各项禁忌的消费者，这里有一些小小的建议。

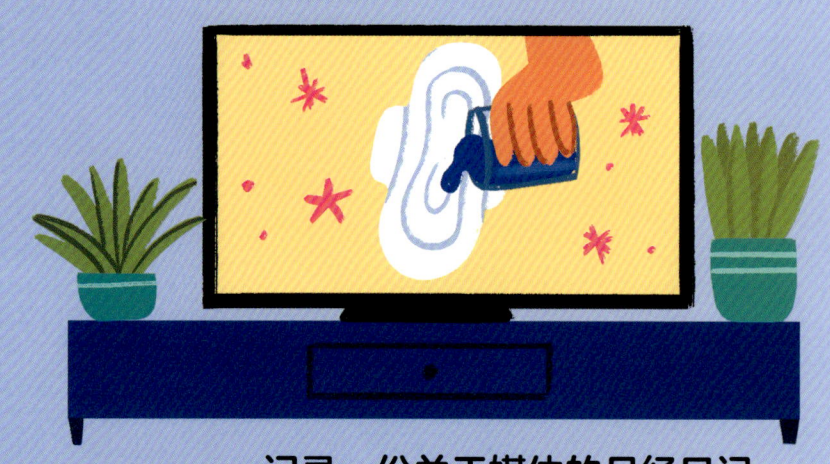

记录一份关于媒体的月经日记

多多留意电影、电视、广告、标语、新闻广播中都出现过哪些和月经有关的信息，网络上又曾经如何宣传？为什么新闻里会出现月经的话题？人们提到月经的时候，采用的是什么方式？是正面的、负面的还是中性的？与此同时，展示了哪些图片，又提到了哪些人？其中公司、社会活动家、名人、政治家、医生、教师、学生、家长或研究人员都有可能出现。以上的种种选择，就决定了人们会如何讲述一个关于月经的故事。

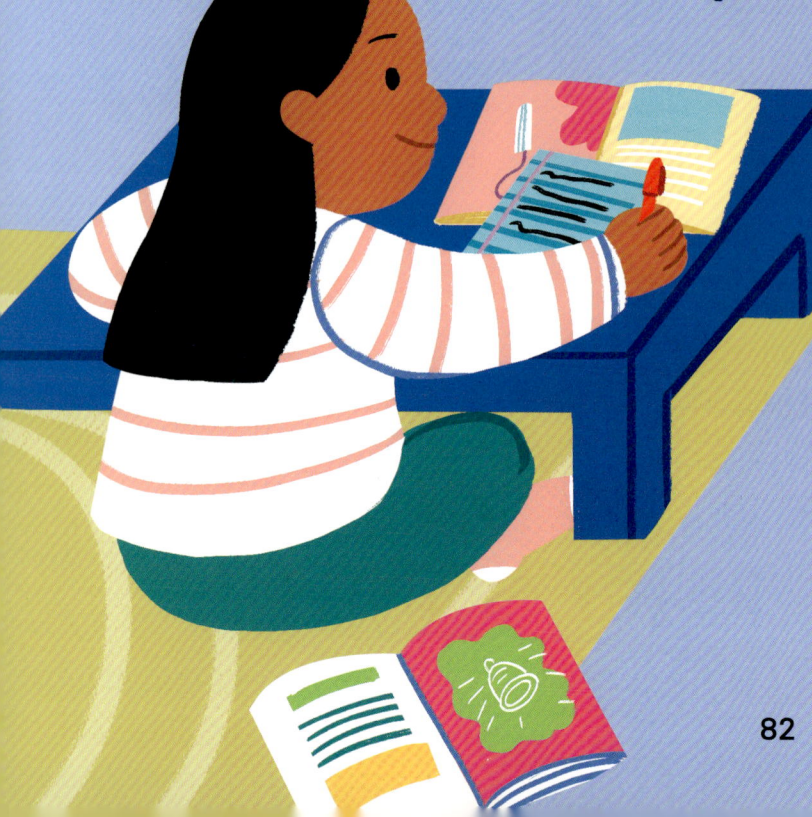

多对比一些广告和包装

去当地的商店逛逛,仔细看看经期用品的包装设计,然后判断哪些是在开诚布公地谈论月经。多多注意那些关于经期禁忌的警告字眼!包装上是否给消费者提供了什么有用的信息呢?有没有说明里面装的是什么产品?有没有告诉人们应该如何使用?有没有列出产品的制作原料?

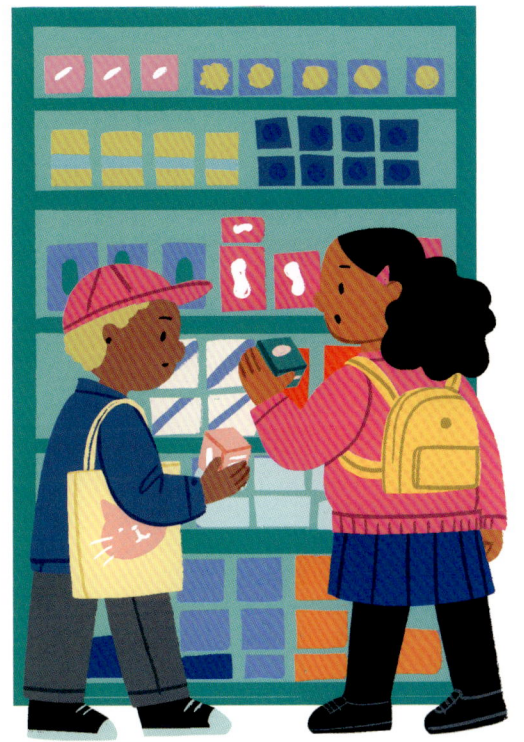

若要购买可重复使用的产品,多多对比

当你打算要购买可重复使用的产品时,要记得去看看品牌的消费者评论,找出那些用户给了好评或是觉得服务不错的品牌。你也可以多方比价,然后计算一下:如果使用每次都要更换的一次性卫生巾会花多少钱?如果换成可重复使用的产品,成本又是怎样的?

制作自己的独家经期用品

你可以试着去设计自己的经期用品,甚至可以在学校或当地的大学找人来帮你设计原型!然后你还能给自己的产品设计包装和广告,这能帮大家打破关于月经的禁忌。用一些双关语,设计一些傻傻的、轻快的图案或广告,这会很有趣的!

找个朋友陪你去

如果你想去店里看看经期用品,可以找个朋友或家人陪你一起去。如果有人和你交流想法,讨论你们是否赞成某些产品传递的信息,这也会很有帮助。

说出你的要求

现在的新式产品可以说是层出不穷。我们需要随时去了解最新的信息,这样就不会错过任何新产品啦!如果在你的居住地,你能找到为未成年人提供的免费经期用品,或者你的家人想要为你购买经期用品,请直接说出你的具体要求。只要这件产品是为你购买的,那你就有发言权。

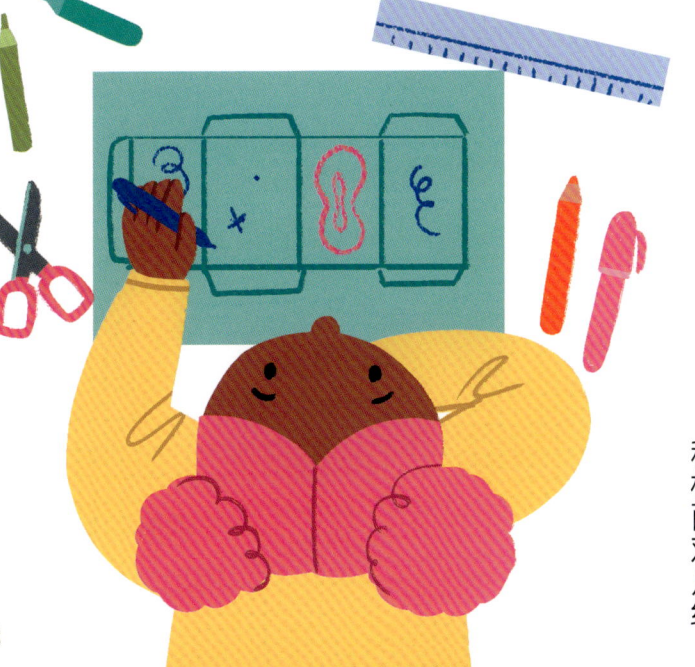

积极面对月经

积极面对月经

我们谈论月经的方式

你一开始是怎么了解月经和青春期的？很多人都是从朋友和家人那里开始了解的，或是从电影或广告中获得信息。如果你是从别人那里了解到相关知识的，你觉得他们当时显得自信或知识渊博吗？当你现在谈起月经的相关话题，你又有什么感觉呢？接下来我会给你一份指南，告诉你如何开始月经相关的谈话，以及如何让对话继续下去。

信息太多？

你可以把月经相关的事情看成隐私，但绝不应该视为一个秘密。而且，任何人都不应该教你对此保密。如果你能分享你的知识和经验，会感觉自己更有力量了；如果你只能把烦恼藏在心里，那只会让你感觉更糟糕。越是能和别人分享，其实就是你在进一步拓宽自己的舒适区。

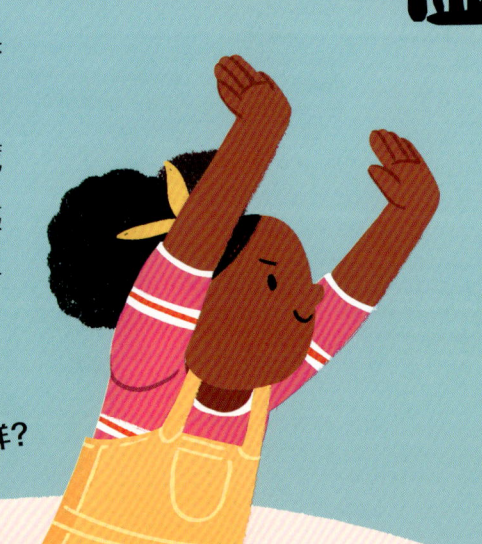

嘘！

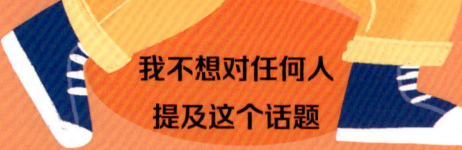

你在说起自己的月经时，心理上的舒适度怎么样？

我不想对任何人提及这个话题

我会对亲密的朋友或家人说起

我会和更多的朋友或家人以及社群里的人谈论

我面对所有人都能坦然说起月经

让我们变得更包容吧

这本书想要传递许多信息，而这些都绝不只是写给那些会来月经的人而已。我们对月经这件事的看法，其实受到自身经历和身份的影响，如果我们能让人们对月经了解得更多，那要管理经期也就不再是一件难事。如果时间倒回多年以前，那些制定法律或设计广告的人能拥有你现在的知识储备，那么人们整体对月经的看法就会变得更加积极、正面！所以，我们每个人都应该找到合适的方法来讨论月经，这很重要。不是每个人都喜欢月经这件事，也不是每个人都会来月经，但即便我们谈论的时候感到不适，也应该去分享我们的感受，正确认识我们之间有什么不同，而非忽视这些差异。

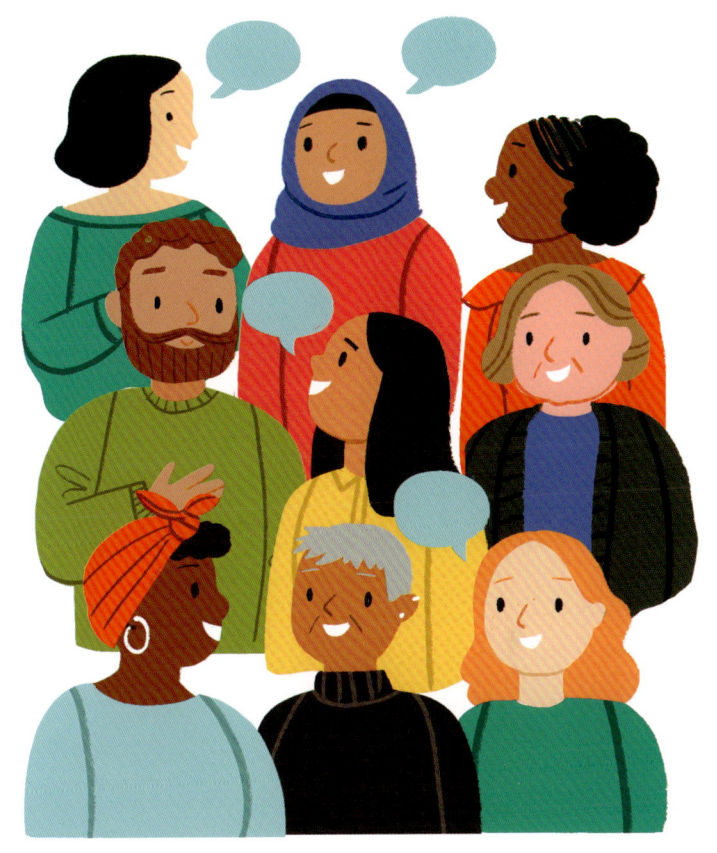

重拾俚语

别再使用那些委婉语啦！但是，你不要觉得那些"新生委婉语"也不能使用。我创造了这个称呼，这指的是我们给月经起的绰号，这能让我们感觉月经是我们的朋友，而不是敌人。你只要需要确保一点就可以了：你不想自欺欺人地隐瞒自己正在来月经这件事。而且，那些月经方面的双关语也超级有趣！你现在能不能马上列举出来几个呢？现在这些新词汇真是在一波接一波地涌现。我在"流量很好"的那几天总会忍不住要说双关语。现在你懂了吗？让我们笑谈月经吧，这是个很棒的现象！如果从双关语开始，则是再简单不过了。让我们一起说：月经，你好。

自豪地使用"月经"这个词

如果你觉得"月经"不是你平时会使用的那类词汇，那么让我来告诉你，这个词很适合你来使用。它在很多不同的语言中都是这个词根，而且是一个医学词汇，可以到位又清晰地指代女性这一特殊时期——而且，这个词并不是医生或成年人的专用词汇。我现在不再使用"女性卫生""卫生用品"之类的词语了，而是转而使用"经期用品"，这让我感觉好多了。如果你能清楚地说出自己身体正在完成什么工作，这能让你感到自信，也感觉自己在变得强大。这也能告诉其他人应该如何通过一种健康的方式来思考或谈论月经，无论他们自己是不是会来月经。

积极面对月经

在学校时应该如何应对月经

也许现在你已经对月经有了更积极的态度,但其他人却不一定——至少,现在还未能达到这个普及程度!如果我们能一起营造良好的环境,让每个人都能进一步了解、自信面对月经,同时不必害怕禁忌,也不会遭遇污名化,我们应该做些什么呢?下面,我会列出一些你能采取的措施,这些都能帮你把面对月经的积极态度在自己生活的环境中传播出去。

评估学校对月经的态度

你觉得自己的学校对月经持有怎样的态度?你在上课的时候是否可以要求去厕所?你在课堂上会不会听到有关月经的信息呢?不论什么性别的学生都会一起上月经课吗?你的老师接受过月经教程方面的培训吗?你是否感觉他们值得信赖?他们会不会讲解可重复使用的产品,以及这些产品在可持续发展方面的优势?他们是否会在课堂上规避品牌的具体名称和标识?他们的讲授对象是否包括所有性别的人,是否也包括了残疾人,是否把各种文化都考虑在内?

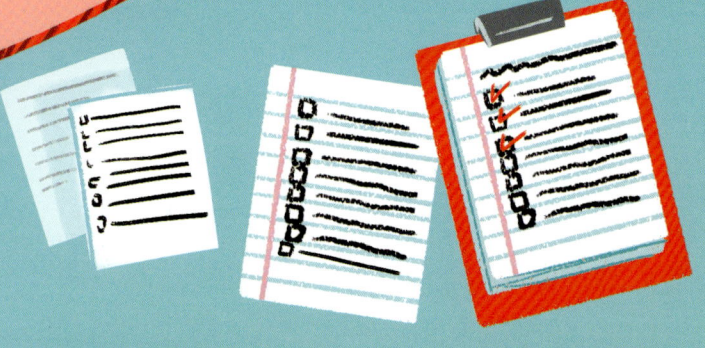

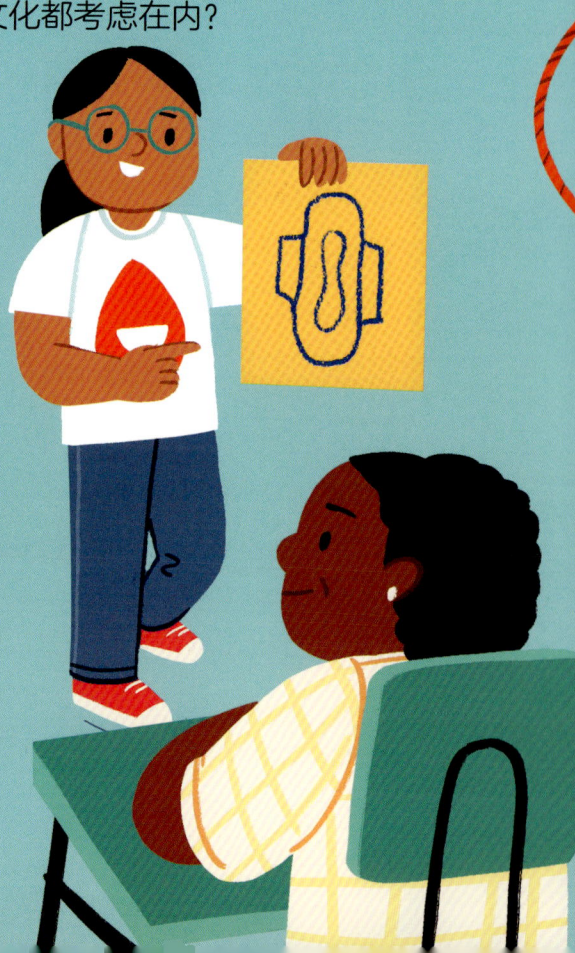

你觉得你的学校(或是社团、组织)可以在哪些方面做得更好呢?把这些事项列成一个清单吧!你也可以再寻求专家的建议,看看如何实现这些目标。你也可以向学校反映,要求他们教授更多关于月经的知识,或是要求学校把月经的话题设计成一个跨学科领域的话题,比如在设计课程和技术课程中加入相关内容,让同学们能学习如何制作卫生巾以及如何设计包装。

我的故事

我曾做过一次这样的评估，然后注意到：在那些关于青春期的宣传册和书籍上都印着插图，画面中的孩子个个愁容满面，而且使用的都是"应对""承受"之类的词汇，而没有使用过"管理"一词。我开始提出要求，认为这些内容都应被修改。我从未放弃发声，如果现在你去看看整个英格兰的学校课程指南，便会看到这些词汇都已经有所改动了。

广而告之！

你也可以问问学校，是否可以由你来为班级、团队或组织来教授一项活动。你可以策划一个迷你问答环节，教大家来跳经期用品的曼波舞，或是根据你学到的知识来给你所在的班级设计一整节课程。如果一切进展顺利，你还可以和其他朋友分享这些内容，去他们的班级或团队来讲授课程！

尝试做手工吧！

如果你能把手工技术和行动主义相结合，那你就能打造出手工行动主义！如果你能够做编织、烘焙、钩针编织、缝纫，或是可以画插图、做设计、建造小模型，那你就可以成为一名手工活动家！你也可以用钩针编织的方式来制作一个子宫模型，也可以制作一个外阴形状的蛋糕。你还可以用珠子和松紧绳来制作月经手链，用不同种类的珠子来代表你生理周期的不同阶段。我自己设计过鲜红血渍形状的徽章、首饰和贴纸，以此来打消人们对月经渗漏的恐惧。你也可以试试看！

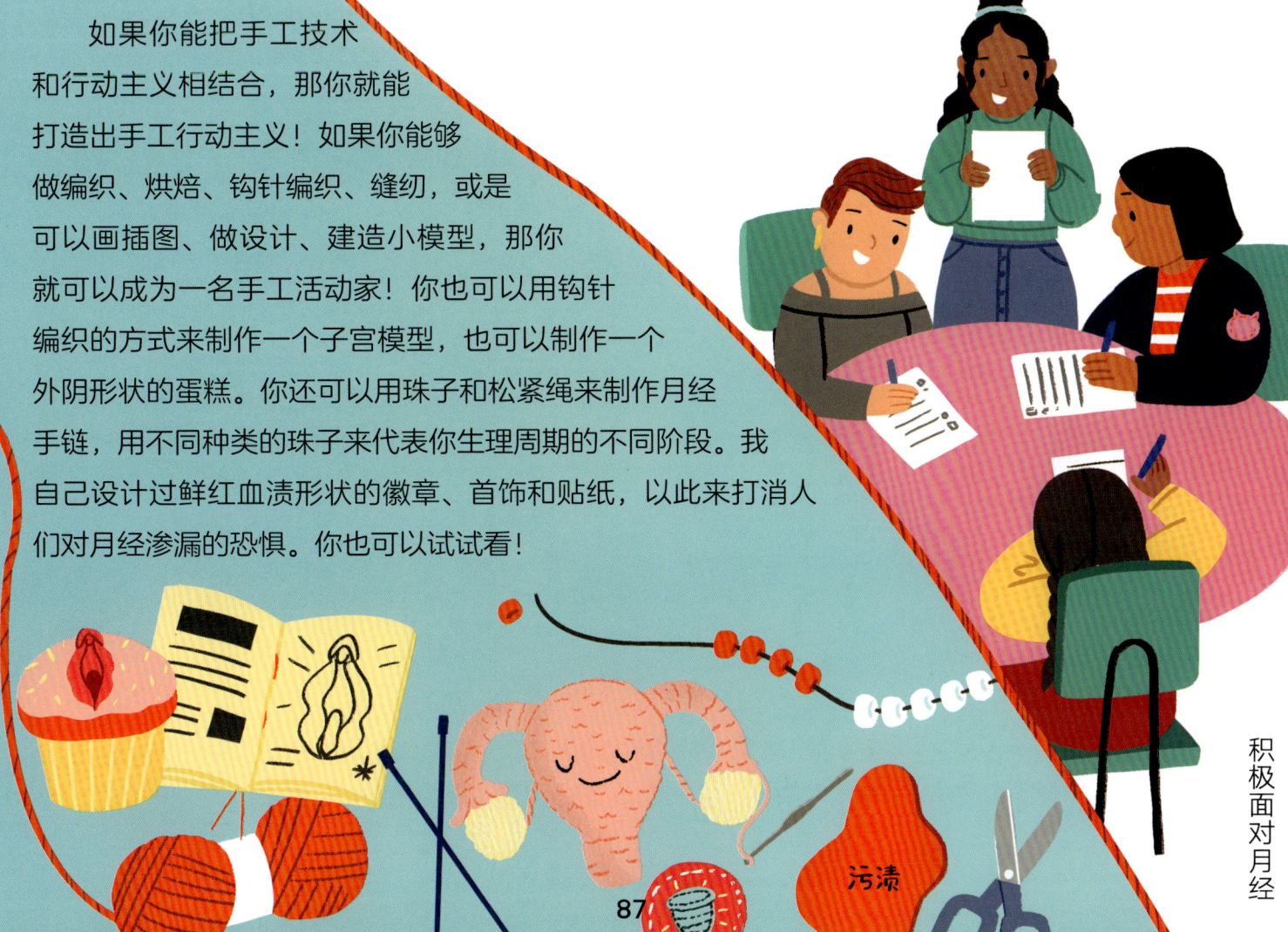

污渍

积极面对月经

积极面对月经

把"积极面对月经"的口号分享出去

2006 年,我提出了"积极面对月经"这个口号。后来,这个口号传遍了全世界,就像是经期的血渍逐渐渗漏开来,扩散得越来越广,不过是以非常友好的方式。读了以下这些指南之后,你将能更好地帮助他人,而且在努力打破月经相关的禁忌时,确保你的行动都在以公平、积极而且尊重他人的方式进行着。

1 我们应该说"经期用品",而非"卫生用品""女性卫生产品"。以前有些短语会让我们感觉月经仿佛是"不洁"的代名词。现在,是时候摒弃这些用语了。

2 当你谈到月经的时候,不要把任何人排除在讨论之外,因为每个人都应该来学习。

3 了解有利于可持续发展的月经用品,如果决定在自己的经期管理中尽量不使用一次性的塑料产品,可以把你这样做的原因告诉大家。

4 巩固知识,了解一生之中月经时间线的细节,注意从初潮到绝经的每个时间节点,并把这些知识和别人分享。

5 如果有人忽然来了月经,你的家中、学校或其他地方是否准备了所需的物品呢?如果没有,请尝试着改变这样的情况。

6 你可以学习一些生殖健康方面的生物学知识,这样你就能更了解自己的身体是如何健康运转的。而且,如果你的身体真出了什么问题,你也能及时发现。

7 有些人因月经而倍感烦恼,主要是因为她们在生活中的其他方面遭遇了歧视。你可以帮她们争取权利。

8 我们都要记住的是,如果我们能接受相关的教程和培训,也能拥有选择,那我们想要做好经期管理就更简单了。

9 如果有公司在给经期用品做广告时沿用刻板印象、散播恐惧、强化禁忌,那我们就应该对他们发起质疑。

10 如果你读到了有关月经的内容,并且想要分享出去,那要记得注明创作者是谁哦!

11 如果你发现了一些关于月经的信息,而且想和别人分享,首先你要确保这个信息来源是可靠的。

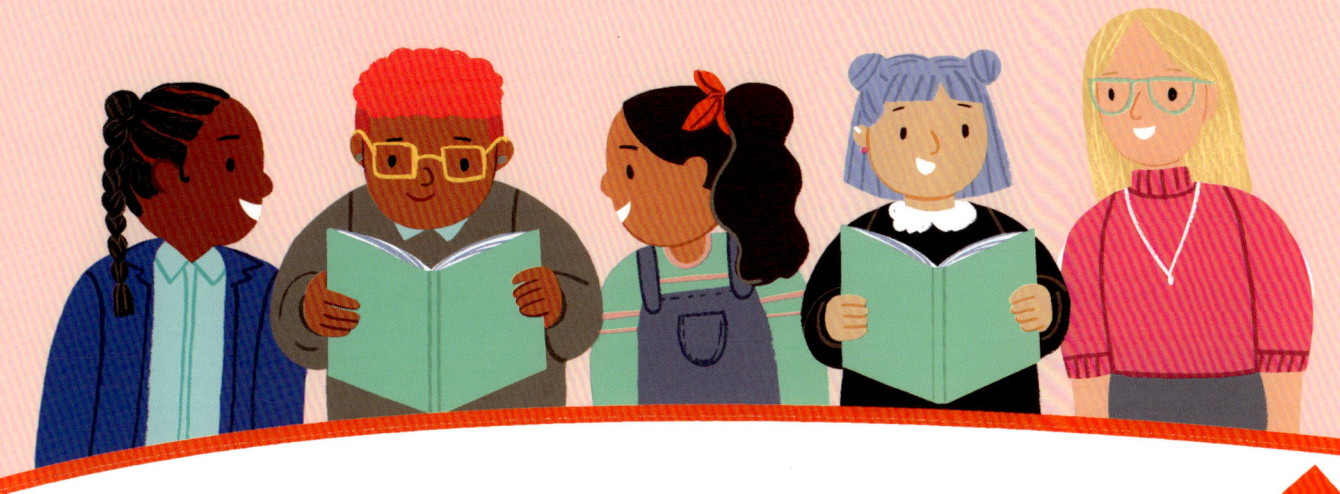

12 如果你看到学校或慈善机构和某些公司合作，可以试着去弄清楚他们为什么这样做：是为了对你们投放广告，还是真的想聆听你们的声音并提供帮助？

13 如果有人在讨论月经相关话题时说错了什么，你可以纠正他们。但最好是私下去说，否则对方可能会感觉尴尬哦。

14 要记得，很多和月经有关的信息都还处于不断被发掘的过程中，我们还有很多需要学的呢！

15 永远不要因为自己的身体特征、青春期现象或是月经而感到羞耻或尴尬。

16 如果你在广告、电影、网络、书籍、电视或是其他媒体上看到关于月经的负面信息，大胆提出质疑吧！

17 你在讨论月经时，可以多多使用"月经"这个词语，你大可以自豪地这么说！不要压低声音或使用带有负面意味的委婉语，也不要打保密手势来对这个词语遮遮掩掩。

18 你可以和亲朋好友对比自己的月经情况，这样你能逐步找到适合自己身体的方式，保持健康。如果你觉得自己的月经有任何问题，记得要去看医生。

19 要记得，不论我们是处于什么年龄段，不论是什么种族、性别、性取向、背景或文化，不论残疾与否，我们都可以讨论月经。我们要保证受月经影响最大的人群能有自己的发言空间。如果你是其中之一，你应该感到自豪，并且在这个话题中占据属于自己的一席之地！

20 大胆提出问题，现在人们有了很多新的角度来看待月经，我们都应该保持开放和欢迎的态度。

把握自己的月经自主权！

这本书就是你的月经管理指南。在你阅读这本书之前，你对月经的了解有多少？如果你愿意花时间来深入了解月经，那么祝贺你做了这个决定！也许这本书就要走向尾声了，但你和月经的关联才刚刚开始。从现在开始，多多分享你所了解的信息，多多提问！

如果我们对月经的了解越多，同时讨论得也越多，那我们生活中关于月经的禁忌就会变得越来越少，而这意味着关于月经的禁忌可以就此打住，不再流传。在你认识的人中，也许有很多人都能从你现在掌握的这些知识中获益。如果你想分享这本书中的任何内容，那都是完全可以的！而且，你也可以选择很多有趣的方式去分享。这些了不起的月经知识都已经尽在你的掌握之中，现在轮到你去告诉别人啦！

不要忘记过往的经验

多年以前，我第一次开始思考和月经有关的那些禁忌，然后采访了我的妈妈、姐姐、祖母，以及我的男性好朋友。你可能也会想选择一位亲属来采访！可能有的人不愿意接受采访，但如果我们不主动去问，那就没法知道他们的意向。不管这个采访对象自己是不是会来月经，她或他都一定有自己关于月经的经历可以分享。要记得，我们每个人都曾在一个名为"子宫"的房间里长大！你可以按照这本书的章节来设计采访问题，询问对方是如何了解月经的，现在对月经有什么看法，以及对未来有什么建议。要怎样把采访内容保存下来呢？你可以把内容改编成漫画，或是制成一个视频。

畅想未来会如何

那些比你年纪更小的朋友肯定会向你提问，你的家人也是。你要做好准备，想好如何向他们解释月经这件事。你可以试着这样说：子宫为未来可能诞生的小宝宝们准备了保护他／她的枕头和毯子，那就是经血（当子宫里没有小宝宝需要它保护，它就会流出来）。为什么子宫要把血液当成枕头和毯子呢？因为子宫没法自己去商店呀！而血液的质地非常柔软，人体每天都会制造出新的血液，所以对于这个名为"子宫"的房间来说，血液就是一床完美的盖毯。

现在，我要把接力棒交给你啦！

关于月经的知识实在太多了，我们也许永远都无法了解完全。但是，我们也一直都在学习。我在这本书中已经把自己现有的知识全部都教给你了。我也会进一步去了解，也会更频繁地讨论，我希望你也能这样做。因此，我们要一直学习如何积极地面对月经，这场课程并不会随着这本书的结束而落幕——现在其实是一个开始。而接下来一定会是一段很不错的旅程！

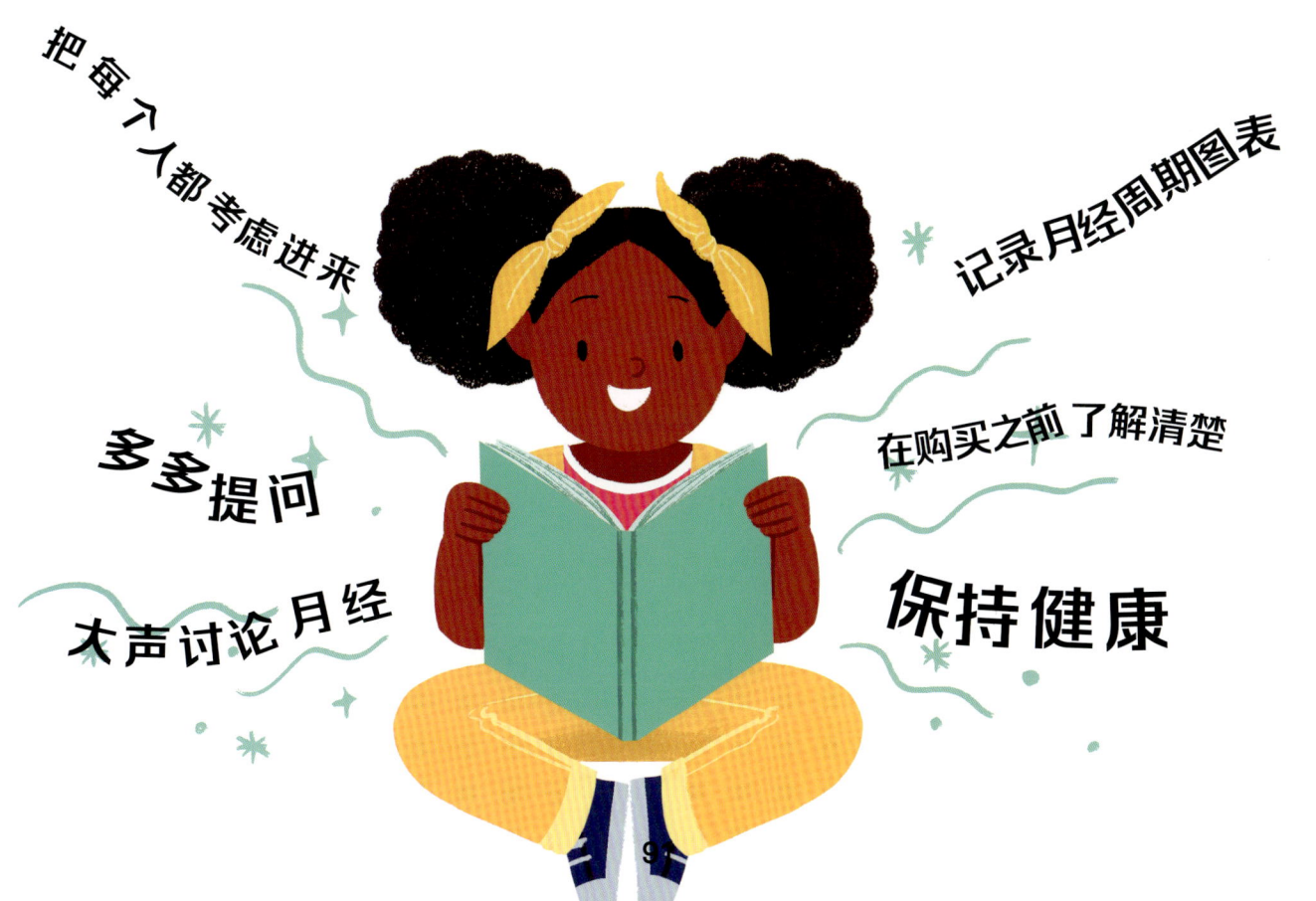

把每个人都考虑进来

记录月经周期图表

多多提问

在购买之前了解清楚

大声讨论月经

保持健康

词汇表

避孕 帮助人们防止受精或怀孕的措施或药物。

（月经）初潮 指的是女性第一次来月经的时间。

分泌物 指的是宫颈或阴道内产生的液体。分泌物分为很多类型，大多数都是健康正常的情况，但也有些分泌物会说明你体内发生了感染。

肛门 位于我们消化道最末端的开口处，大便就从这里排出。

宫颈 这是子宫下方与阴道相连接的通道，由有力的肌肉组织构成。

骨盆 位于臀部之间的身体部位，生殖器官就在骨盆之中。

HPV（人乳头状瘤病毒） 多种常见的传染病毒的总称，可能会导致生殖器疣和某些种类的癌症。

会阴 外阴和肛门之间的那一块敏感区域。

激素 是人体产生的各种化学物质之一，能够控制人体的各种生物方面的功能。

禁忌 一种潜在的行为准则，某些社群或文化会规定人们不该做某事或是不该谈论某事。

精细胞（精子） 这种细胞会使卵细胞受精，然后导致怀孕。

痉挛 指的是肌肉收缩引发的疼痛。经期也会发生痉挛，因为子宫通过收缩来把子宫内膜挤出，因而引起痉挛。

绝经期 指的是人们一生中月经生理周期的结束时间。

可持续发展 如果以这种方式来管理或使用资源，就能保护资源不被用尽，从而满足我们的需求。

刻板印象 对于某些特定类型的人、事或物的一种普遍看法，但往往过于简单，而且不一定准确。

卵巢 这对腺体能产生、储存卵细胞，并促进卵细胞的成熟。

卵泡 这是位于卵巢之中的一个个充满液体的圆形小泡泡，里面就是正在发育的卵细胞。

卵细胞（卵子） 如果卵细胞受精并发育成受精卵，则会植入子宫内壁，导致怀孕。

阴唇 外阴的皱褶，在内外两侧都有。

媒体素养 如果我们拥有媒体素养，那就有能力辨别各种媒体（如广告或网站）传递的信息有何含义。

迷信 一种缺乏事实依据的信念，但很多人都深信不疑。

黏液 身体有一个部位被称为黏膜，这里分泌的黏稠物质就是黏液，往往起到润滑或保护的作用。

尿道 膀胱中的尿液经由这根管道被排到体外。

排卵 卵细胞从卵巢排出的过程。

盆底肌 位于骨盆底部的肌肉，能支撑膀胱、子宫和结肠等器官。

器官 一般指某个身体部位，比如心脏或皮肤，每个器官都有自己的特定任务要完成。

青春期 未成年人的身体在这个时期开始发生变化，他们的身体会逐渐发育成熟，逐渐成为有能力繁衍后代的成年人。

韧带 这是一条坚韧的组织，连接骨骼，也支撑着肌肉和器官。

润滑液 这是一种润滑的物质，一般覆盖在身体某些部位的表面，可减少摩擦，使运动更加顺畅。

生殖系统 包括那些和繁衍后代有关的身体器官。

输卵管 把卵细胞从卵巢送到子宫的管道之一。

TSS（中毒性休克综合征） 这是一种细菌感染的现象，罕见但又极为严重，使用卫生棉条可能会导致发作。

（女性）外阴 女性的生殖系统外部就被称作（女性）外阴，包括阴蒂、阴唇和阴道口。

委婉语 如果你觉得某个词让自己感到不舒服，或是担心会让别人感到不舒服，就会找另一个词或短语来替代，这就是委婉语。

卫生巾 这是一种经期用品，有的是一次性的，有的是可重复使用的，含有吸收层和吸湿排汗层，会被放置在内裤里吸收经血。

卫生棉条 这是一种一次性使用的月经用品，主要用具有吸收能力的棉花以及其他材料制成，可以放在阴道内来吸收经血。

卫生棉条导管 这是一根由两部分组成的小管子，可以像活塞一样使用，帮你把卫生棉条推到阴道深处。

污名 把某人定性为坏人或是犯错之人，因为他们做了人们眼中所谓的可耻之事。

细菌 这是一种微小的生物，依附在其他生物身上存活并生长。有些细菌对我们有用，但有些则会致病。

腺体 人的体内有多个腺体，它们可以产生化学物质，并释放到体内或排出体外。

消毒 消除物品中细菌的过程，一般会通过煮沸或蒸煮来实现。

羞耻感 这种感觉比尴尬感更为强烈，会让我们觉得自己不够好，或是觉得自己做得不对，或是预感会因为自己的性格、行为或处境而被别人评头论足。

血块 血液凝结之后形成的果冻状团块。

疫苗 这是一种会被注射到人体内的物质。人们接种之后，便能增强对某种疾病的免疫力，从而免受该疾病的侵袭。

阴道 这是从外阴通往子宫的通道，非常敏感，由肌肉组成。

阴蒂 这是带来性快感、产生性高潮的敏感器官。它从外阴顶部开始，一直延伸到皮下。

阴蒂头 指的是阴蒂顶端的圆形结构。

阴毛 指的是那些覆盖骨盆区域、大腿根部和腹部的毛发。

月经杯 这是一种硅胶杯，用来放入阴道内部并收集经血。

粘胶条 位于卫生巾背面，像胶水一样能粘住东西，比如帮我们把卫生巾粘在内裤上。

子宫 在这个器官中，胚胎会发育成胎儿。子宫每个月都会长出一层内膜，以此来保护卵细胞。子宫内膜的脱落是月经生理周期中的一个阶段。

子宫内膜 子宫内侧的组织，里面都是血管。

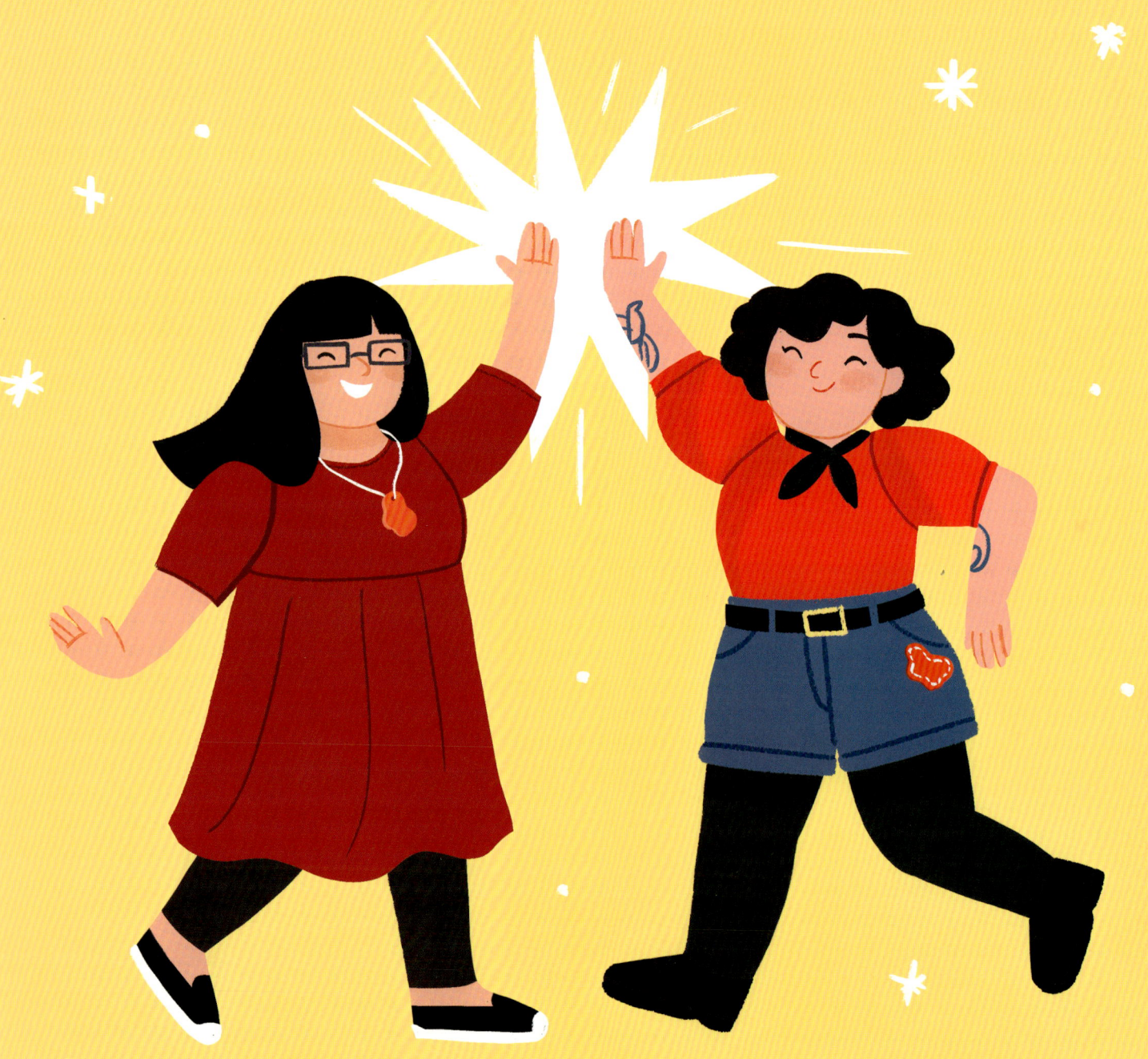